スマホを手放せない子どもたち

中山秀紀

リベラル新書

はじめに　もしも、のび太くんがスマホを持ったら？

現在、大人も子どもも多くの人がスマートフォン（以下、スマホ）を使っています。そして、その小さな機器の中には巨大図書館も入っていますし、テレビ（動画）も映ります。ゲーム、電話、郵便（ＬＩＮＥやメール）、買い物も……と、まさにあの『ドラえもん』に出てくる未来の道具のようです。

もしも、『ドラえもん』に出てくるのび太くんが、スマホをもらったらどうなるでしょうか。少し想像してみたいと思います。漫画やアニメ、テレビゲームが大好きなのび太くんです。スマホを持ったのび太くんは、ずっと部屋で寝ころびながらスマホを触り続け、ときどきママに長い説教を食らいながらも、またスマホを……と、単調な話が続きそうです。そのうち、怒ったママがのび太くんのスマホを取り上げるかもしれません。それでも、のび太くんが何とかママからスマホを取り返して、使い続けたらどうなるでしょう。

のび太くんは、ジャイアンやスネ夫からいじめられたりして、友人関係もあまりうまくいっていませんし、学業成績も悪く、しばしば遅刻をしています。部屋も散らかりがちで、忘れものも多くと、精神科医からみて、いわゆる注意欠如多動症（ADHD）の傾向があるようで、スマホに没入・依存しやすい性格を持っていると考えられます。

スマホに依存したのび太くんは、さらに友人関係も悪化し、成績も低下、夜更かしによる遅刻や欠席も増加するかもしれません。そうすると、先生やママからの圧力もさらに強くなるでしょう。のび太くんは学校に行かなくなってしまう可能性がありま す。

原作では、中学生以降ののび太くんは、小学生時代の成績不振を取り返すべく、勉強を頑張っていることをにおわせるシーンが出てきます。そして、高校にはもののはずみで合格し、大学には一浪ののち補欠入学をします。雪山で遭難したしずかちゃんを、のび太くんが助けに行ったところ、逆に助けられます。そして「そばについてあげないと、あぶなくて見てられないから」という理由で、のび太くんはしずかちゃんと無事結婚します。

しかし、スマホに依存してしまったのび太くんの人生ルートは、かなり変わってしまうのではないかと私は想像しています。

スマホには依存性があり、スマホ依存には子どもたちの人生を大きく変えてしまう力があります。マンガの世界と違って、現実の世界では未来のルートは示されていません。どのルートを選択すれば、その後の幸せにつながるのかはわかりません。しかし、スマホに子どもたちの人生を大きく変えられてしまうのは、とても不本意なことでしょう。とはいっても、現代社会において、子どもにスマホを使わせないようにするわけにもいかない……どうしたらよいのか悩んでいる人も多いでしょう。

本書は、スマホ依存の本質を理解し、依存にならないように備え、依存になったとしても、そこから抜け出すためのものです。スマホを持っている子どもであれば、誰しもスマホ依存になるリスクがあります。スマホの活用（攻略）のほうに注目されがちですが、それは安全なスマホ使用があってこそのものです。ぜひ本書を読んでいただき、危険なスマホ依存に対する防御を固めてほしいと願っています。

▼本書における「スマホ」には、インターネット（ネット）ができる機器、パソコンやタブレット機器、オンラインゲーム機器などを含みます。また「親」とは保護者全般を意味します。

▼行為（ネットやゲーム、ギャンブルなど）や人間関係に依存的になることを、専門用語では「嗜癖《しへき》」といいますが、あまり聞きなれない言葉だと思いますので、本書では「依存症」や「依存」と言い換えます。

▼本書では、なるべく研究調査などで示されている結果に基づいたことを引用していますが、私自身が患者さんを診療した経験などから述べていることもあります。ご了承ください。

スマホを手放せない子どもたち／目次

はじめに　もしも、のび太くんがスマホを持ったら？………3

第1章 スマホに圧迫されつつある子どもたち

いまどきの子どもたちのスマホ利用とは？………18
乳幼児からネットに親しむ子どもたち………19
子どもたちのスマホの所有率は………21
ネットに圧迫される平均的な子どもたちの生活………22
スマホを使って学習してほしいけれど………25
子どもたちの平均的なネット依存度は………27

第2章 子どもたちのスマホ依存とは

使いすぎがよくないのはわかっているが……32
依存物の共通の特徴① 快楽を得られること……34
依存物の共通の特徴② 飽きない・飽きにくい・続けられる……36
スマホは依存物なのか……37
流行している依存物の特徴〜アクセスのよさなど……40
スマホは流行している依存物なのか……42
依存物の使用から依存症の発症まで……44
依存するとどうなるのか……46
依存するとさらに依存物を使いやすくなる……50
気づかないうちに進行する依存とは……52
見えにくい・理解しがたい依存……53

依存が深刻になると他者からも見えにくくなる………55
わかっていても簡単には抜け出せない………56
否認という心理が依存からの脱却を妨害する………58
見えにくい依存をとらえる方法………62
「スマホの依存的使用の疑われる人」とは?………63
「スマホの依存的使用をしている人」とは?………64
ゲーム行動症とは?………65
有害なゲーム行動とは?………68
インターネットゲーム行動症とは?………69
ゲーム以外のネットコンテンツについての診断は?………71
どのようなコンテンツやデバイスが依存と関連しやすいのか………72

第3章 スマホ依存の悪影響と合併する問題点

長時間の使用と多額の課金……78
スマホの依存と長時間使用……79
就寝時刻の遅延〜昼夜逆転……81
不登校のきっかけとスマホの依存……85
不登校とさらなるスマホの依存の悪化……86
ゲーム・スマホ時間の長さと学力との強い関連性……90
スマホ依存と成績の低下……95
ゲームへの課金とは？……96
キャッシュレス決済の罠……99
多額の課金の問題点……101
うつ・不安症状との関連……103

注意欠如多動症（ADHD）との関連……106
自閉スペクトラム症（ASD）との関連……109
視力などへの影響も懸念……111

第4章 スマホ依存の実情

ケース①12歳男子　ゲーム行動症……116
ケース②14歳男子　ゲーム行動症……120
ケース③14歳女子　SNSの依存的使用（ネット依存症）……123
ケース④15歳男子　ゲーム行動症……126
就寝時刻の遅延からの生活の乱れ……129
発達症がクローズアップされることも……131

第5章 スマホ依存からの回復

依存物をやめるのか、減らすのか……134
スマホをやめることができるのか……136
スマホをやめるのか、減らすのか……139
成人には自己決定・自己責任の原則がある……141
未成年者ゆえの難しさ……143
難攻不落の城を攻め落とすには……146
心理・精神療法……147
薬物療法……149
デイケア・入院・治療キャンプ……150
意見の一致しているところからアプローチ……153
ある程度即時的な成功体験・報酬が必要……155

アルバイトや家事がお勧め……157
外の世界に触れさせる機会をつくる……160
親子関係の悪化・対立を避ける……162
なるべく前向きな話を……164
スマホを敵対視する発言をしない……165

第6章 スマホ依存を予防するための対策

どのような子どもが依存リスクが高いのか……170
早期から触れさせるべきか、遅いほうがよいのか……172
家庭内のルールにはどのようなものがあるのか……175
使用時間（時刻）の制限に関するルール……176
家庭内のルールはどこまで有効なのか……180
家庭内のルールをどう設定したらよいのか……182

子どもたちがルールを守れない理由……185
禁止（没収）するのがあまりうまくいかない理由……188
ルールを守れないときの親の考え方……189
使用時間のルールを守れないときの対処……192
多額の課金を防ぐために……194
頻回の指摘は問題解決になりにくい……196
地域全体でスマホの使用ルールをつくる……198
香川県のネット・ゲーム依存症対策条例……200

第7章　スマホ依存の過去と未来

子どもの酒・タバコ・ギャンブルは禁止されているが……208
eスポーツとは？……211
スポーツとeスポーツの相違点と類似点……212

スポーツもｅスポーツも指導者が必要……214
おわりに……219
主な参考文献……223

第1章

スマホに圧迫されつつある子どもたち

いまどきの子どもたちのスマホ利用とは?

本書では、スマートフォン(スマホ)でインターネット(ネット)やゲームを依存的に使用している子どもたちのことを述べていきます。この依存的な使用というのは、問題のある状態とか病的な状態のことですが、依存的な使用をしている子どもたちは全体から見ると一部です。

しかし、依存的な使用を論じるときに、「普通」や「平均的」とはどういう状態なのかということをまったく知らないと、さまざまな誤解を生じてしまうかもしれません。さらに、現在の親(大人)世代の多くが子どもだったころには、スマホなどのネット機器は存在しなかったか、出始めたころだったはずです。そのために、いまの子どもたちの「普通」や「平均的」なスマホの使用状況がよくわからない人も多いと思います。

一方で、現代の子どもたちにとっても、周りの友人たちや親せきたちのスマホの使用が「普通」や「平均的」とは限りません。そこで、この章では、子どもたちの「普通」や「平均的」なスマホの利用について探っていきたいと思います。

乳幼児からネットに親しむ子どもたち

子どもたちは、スマホなどのネット機器を、友人や家族などとの連絡、ゲームや動画・音楽やSNSなどの視聴・投稿、情報検索、学習などさまざまな目的で使っています。次ページの図表1-1は、令和4年と平成30年に内閣府によって行われた、青少年のインターネット利用環境実態調査結果による、年齢別のネット利用率を示しています。

調査によると、乳幼児から青少年世代まで、平成30年のよりも、令和4年の利用率が伸びているのがわかります。そして、おおむね年齢が上がるとともに利用率が高く

図表1-1 年齢別のインターネット利用率

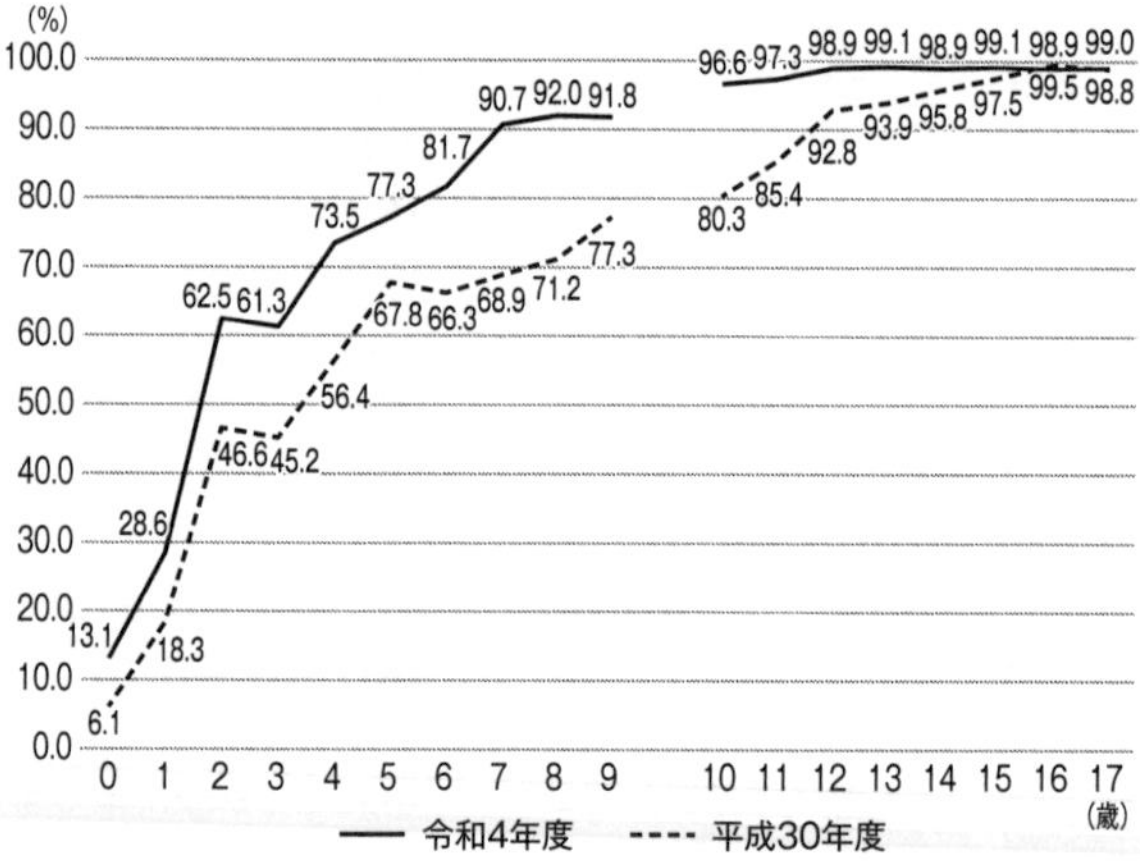

出典：令和４年・平成30年度内閣府青少年のインターネット利用環境調査より（筆者がグラフを作成）
※9歳以下は保護者に対する調査、10歳以上で本人に対する調査

なり、令和４年の７歳以上で90％以上、10歳以上では95％以上と、ほとんどの子どもたちがネットを使っています。

さて、令和３年の時点で、96・2％の自治体で、学校や家庭での学習などの目的に、小中学校の生徒１人に１台ずつ、タブレットやパソコンなどのＧＩＧＡ（ギガ）端末を割り当てられています。

ＧＩＧＡ端末に期待される主な用途は学習用なので、家に持ち帰れない日もありますし、明らかに学習以外のことを目的としたアプリの利用は制限されている場合も多いと聞きます（実際にはＧＩＧ

A端末をうまく「使いこなして」、学習以外の目的に使っている子どもたちもいるようです)。

子どもたちが、学習以外の目的にネットを使うときには、各自の端末が必要となります。その代表格がいつでも・どこでも手のひらに乗せて使えるスマホというわけです。

子どもたちのスマホの所有率は

令和4年に行われた岡山県の公立学校での調査では、自分専用のスマホ・携帯の所持率は、**小学4～6年生で47・0%、中学生で78・3%、高校生で99・4%**とされています。岡山県以外の地域での調査でも、似たような数値が出ています。

この結果からは、小学校高学年ではまだスマホを持っている人はやや少数派なので、必要性が高くなければ持たなくても問題なし、中学生ではスマホを持たない人のほうが少数派なので、持たないと不便なことが多くなる、高校生ではスマホを持たない人はかなり稀といった印象でしょうか。

自分専用のスマホを持っていなくとも、親のスマホを借りて使っている場合もありますし、また、パソコンやタブレット、ゲーム機（とくに携帯型）がその代わりとなっている場合も多いようです。これらを含めると、かなり多くの子どもたちがスマホやそれに類するものを使っていることになるでしょう。

ネットに圧迫される平均的な子どもたちの生活

図表1-2に、令和4年度の青少年のインターネット利用環境実態調査による、年代別の（土日祝を除く）平日1日あたりの平均ネット利用時間を載せています。つまり、平均的な**小学生で2〜3時間**、**中学生で4〜5時間**、**高校生で5〜6時間程度**ネットを使用しているということです。小学生の2〜3時間だと、ネット以外の他の活動が

図表1-2　年齢別の平日の平均インターネット利用時間

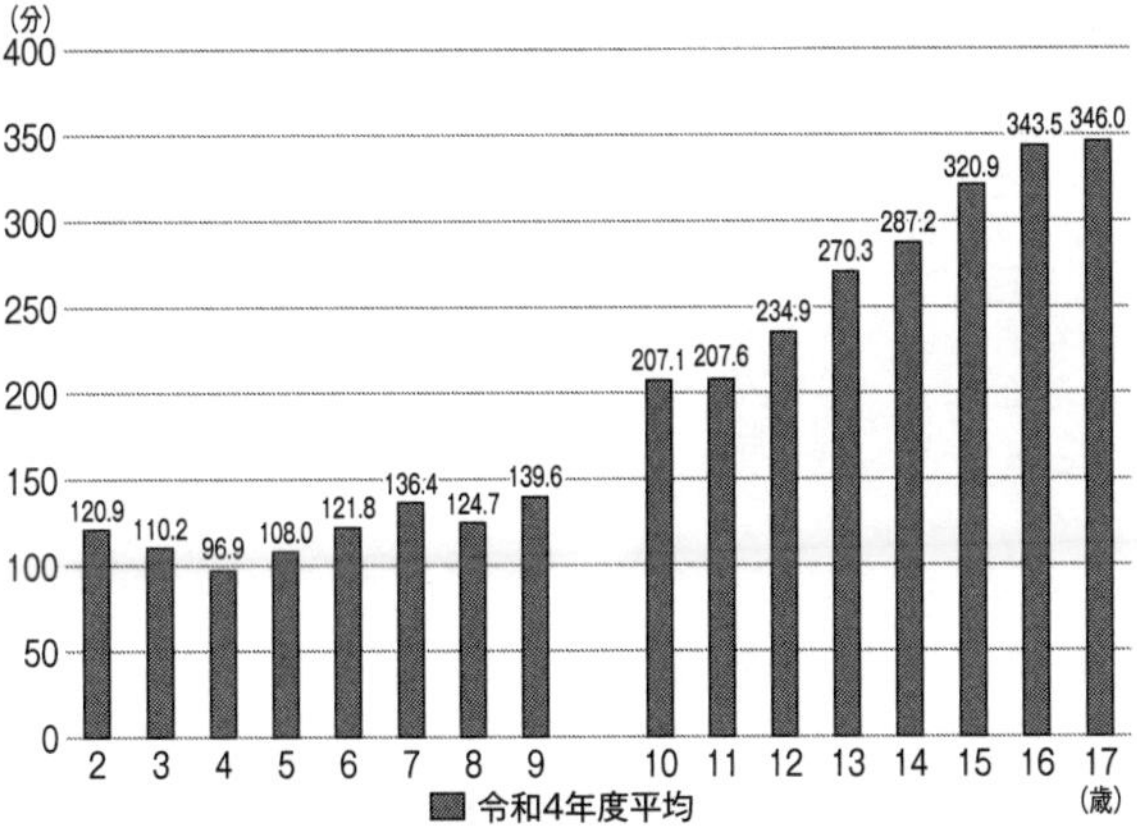

出典：令和4年度青少年のインターネット利用環境実態調査より（筆者がグラフを作成）
※9歳以下は保護者による調査、10歳以上は本人による調査
※インターネットを利用していない人と回答した人は0分で計算、わからない・無回答を除いて計算

あまり圧迫されないレベルかと考えられます。

平日4〜5時間、ネットを利用している中学生の帰宅後の生活について、少し想像してみました。たとえば、部活動が終わって帰宅をしたら18時ごろになるとします。そこから着替え、食事、風呂などに1時間をかけて19時、その後に4〜5時間ネットを使い続けると、23時か24時になってしまいます。中学校の始業時間はおおむね決まっているので（8時30分ころ）、遅くとも23時か24時に就寝しないと、睡眠時間7〜8時間を確保できません。

公立の中学校に通う生徒は、徒歩通学が大半で、バスや電車通学をしている人は少数派でしょう。歩きスマホは危険なので、通学中に少なくとも長時間のネット利用はできないと考えられます。食事や風呂のあいだもネットを使っていれば（防水のパックにスマホを入れると風呂の中でも使えるようですが、よい子のみなさんは真似をしないでください）、1時間ほど差し引けます。

同調査での中学生の学習目的による平均利用時間は54・3分でした。学習時間は除くとして、帰宅後の18時から3〜4時間（学習以外の目的で）ネットを使い続けた場合、終わるのは21時か22時となります。そのあと、ネット機器を使った学習を含め、少しだけ他の活動時間も確保できそうです。また、部活動のない日などは、もう少し時間を確保できるでしょう。しかし、塾や習い事に行っていると時間はありません。

私は現役の中学生ではないので、想定しきれていないこともあると思いますが、**平均的な中学生でさえ、ネットの利用のためにその生活は圧迫されている**ようです。より平均利用時間の長い**高校生も似たような状況**だと考えられます。

スマホを使って学習してほしいけれど

ネットを見ていると、無料でわかりやすく学習内容を説明している動画や、無料の問題集などを見かけます。ネットの世界にはさまざまな知識が集積されているので、子どもの興味や関心に応じて、教科書や参考書に載っていないようなことも、深掘りをして調べることができます。ネットを用いた個別指導や、ＡＩ技術を使った学習教材も存在するようです。

紙での課題（宿題）だと、紛失したり家に忘れてくるということもありますが、ネット機器を使うと、課題提出は簡単かつ確実に行うことができます。コロナ禍で登校制限されていたころには、唯一の学習ツールであった人もいるでしょう。このように、ネット機器は非常に有用な学習ツールのように思えますが、実際の子どもたちの利用

図表1-3 **学校種別・目的別の平日のインターネット利用時間**

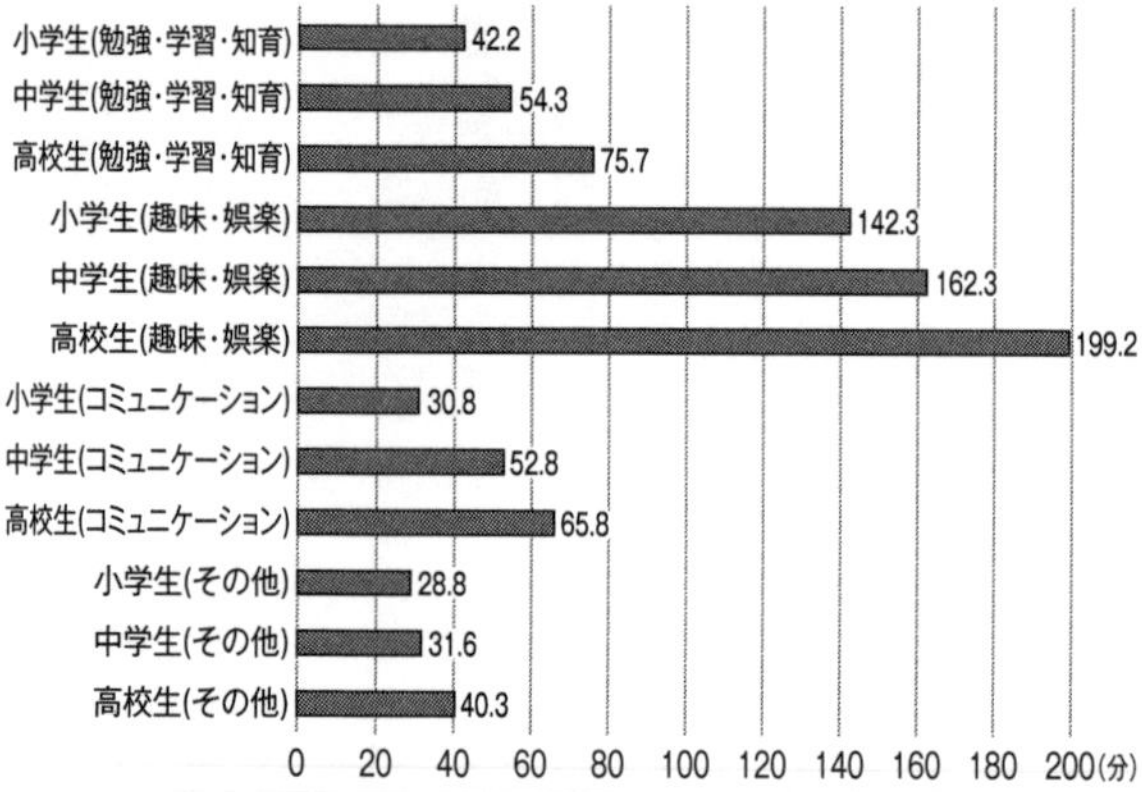

出典：令和4年度青少年のインターネット利用環境実態調査より
※インターネットを利用していない人と回答した人は0分で計算、わからない・無回答を除いて計算
※棒グラフはそれぞれの学校種別・目的別でのインターネット利用時間の人の割合を示す
※小学生は10歳以上

状況はどうでしょうか。

図表1-3は、令和4年度の青少年のインターネット利用環境実態調査による、学校種別、利用目的別の利用時間を示しています。「勉強・学習・知育」の目的での利用時間は、小学生〜高校生まで利用時間に大差がないことがわかります。平均で1時間前後の利用です。

一方で、「趣味・娯楽」目的では長時間の利用者が目立ちますし、平均で「勉強・学習・知育」目的の3倍近くの時間を費やしています。とはいえ、1時間は短い時間ではありません。**ネット機器が**

学習関連にもしっかり利用されていることがわかります。

子どもたちの平均的なネット依存度は

次ページの図表1-4は、キンバリー・ヤング博士の作成した診断質問票という、ネットの依存的使用を検出できる質問スケールを掲載しています。５問以上が「はい」にあてはまると、ネットの依存的使用が疑われる状態とされています。では、日本の中高生世代でこのスケールで平均的に何問ぐらいあてはまるのか（「はい」と答えたか）というと、おおむね1〜2問程度である場合が多いようです。

公立中学1年生対象の調査では、この質問スケールで「はい」と答えた項目で割合が比較的高かったのが、Q1．インターネットに夢中（52・9％）、Q3．インターネットの制限などがうまくいかない（31・4％）、Q5．意図したよりも長くオンライン状態であった（35・8％）、というものでした。普通の平均的な中高生であっても、い

図表1-4 インターネットの依存度を測定するスケールの例

Young博士作成のDiagnostic Questionnaire（診断質問票）より久里浜医療センター・インターネット依存治療研究部門にて和訳
8項目中5項目以上「はい」でインターネットの依存的使用が疑われるとされている

	はい	いいえ
Q1. あなたはインターネットに夢中になっていると感じていますか。（たとえば、前回にインターネットでしたことを考えたり、次回インターネットをすることを待ち望んでいたりなど）	□	□
Q2. あなたは、満足を得るために、インターネットを使う時間をだんだん長くしていかねばならないと感じていますか。	□	□
Q3. あなたは、インターネット使用を制限したり、時間を減らしたり、完全にやめようとしたが、うまくいかなかったことがたびたびありますか。	□	□
Q4. インターネットの使用時間を短くしたり、完全にやめようとしたとき、落ち着かなかったり、不機嫌や落ち込み、またはイライラなどを感じますか。	□	□
Q5. あなたは、使いはじめに意図した（考えていた）よりも長い時間オンラインの状態で過ごしていましたか。	□	□
Q6. あなたは、インターネットのために大切な人間関係、学校や、部活動のことを台無しにしたり、危うくするようなことがありましたか。	□	□
Q7. あなたは、インターネットへの熱中のしすぎを隠すために、家族、学校の先生やその他の人たちにうそをついたことがありましたか。	□	□
Q8. あなたは、問題事から逃げるために、または絶望的な気持ち、罪悪感、不安、落ち込みなどといった嫌な気持から逃げるために、インターネットを使いましたか。	□	□

※2020年の公立中学1年生の調査では、上記のスケールで「はい」と答えた人の割合は、Q1. 52.9%, Q2. 7.3%, Q3, 31.4%, Q4. 12.9%, Q5. 35.8%, Q6. 2.4%, Q7. 6.6%, Q8. 12.8%であった。

くらかネットに依存的になっているという問題を抱えているようです。では、よりネットに依存的となっている子どもたちは、より多くの問題を抱えているのではないのでしょうか。

第2章では、このネットの依存的使用について詳しく述べていきます。

第1章のまとめ

▽近年では、乳幼児から多くの子どもたちがスマホなどのネットを使っています。

▽小学生の約半数、中学生の8割程度、高校生のほとんどが自分専用のスマホを持っています。

▽平均的な中高生であっても、いくらかネットの長時間使用や依存的使用の問題を抱えています。

第2章

子どもたちのスマホ依存とは

使いすぎがよくないのはわかっているが

第1章では、平均的な子どもたちでも、いくらかネット（スマホ）の長時間使用などの問題を抱え、少し依存的になっている現状を述べました。この章では、さらにスマホに依存的な人について述べていきます。

さて、本書では依存（依存症）や依存的という言葉が頻繁《ひんぱん》に出てきます。依存はなかなか理解されにくい面もあるので、最初に依存について説明したいと思います。

依存をひとことで表すと、「他の大切なもの（たとえば、仕事や学業、家族など）よりも、ある特定の物質の使用や、ある行為をはるかに優先する」となります。

ある物質とは、アルコールや違法薬物（覚せい剤）などが有名です。「ある物質」が「ある行為（行動）」や「ある人間関係」となる場合もあります。「ある行為」の中で有名なのがギャンブル、ゲーム、ネットなどです。

この文言だけを見ると、自分の意志で「ある行為」をしない、もしくは制御してうまくすれば、問題は起きないわけです。「物質や行為自体が悪いわけではなく、使い方が悪いだけだ」という論調をしばしば見かけます。「使い方が悪い」というのはその通りなのですが、依存している人もうまく制御して使えば問題はないはずだということは、十分にわかっています。しかし、なぜか制御ができない、もしくは制御が続けられないというのが依存なのです。

ところで、世の中には依存しやすいとされているものと、依存しているという話をほとんど聞かないものがあります。たとえば、英単語を覚えることに依存していて、試験前でもないのに、毎晩、夜もあまり寝ないで英単語を暗記している（立派な？）子どもは少ないでしょう。ハンバーグが大好きな子どもでも、毎日ハンバーグを食べさせないと怒り出す子どもも少ないと思います。ハンバーグや英単語の暗記は、依存しやすい物質や行為とはいえないようです。世の中には依存しやすいものと、そうではないものがあるようです。

依存物の共通の特徴① 快楽を得られること

人々が依存しやすい物質や行為（人間関係も含む）のことを、本書では「依存物」とします。最初にこの依存物について説明していきます。依存物として有名なものには、アルコールやタバコ、覚せい剤、ギャンブル、スマホ（ネット）などが挙げられます。一見これらはまったく性質の異なるものに見えますが、実は共通の特徴があります。

たとえば、英単語の暗記は、多くの子どもたちにとって苦痛である場合が多いと思います（少なくともとても楽しいということはないでしょう）。外国の人と英語で楽しく会話をしたり、英語の文章をスイスイ読めたら楽しいと思います。しかし、日本人にとってはやや法則性の理解しがたい英単語のスペルを覚えることを苦手にしている子どもたちは多いのではないでしょうか。

このように、苦痛であることや、あまり快楽も不快も感じないものに依存する可能性は、きわめて低いでしょう。

一方で、アルコールやゲームなど快楽を感じるものは、依存する可能性があります。快楽を他の表現で表すと、一般的に「楽しい」「リラックスする」「ほっとする」「ハイになる」「刺激的だ」……などがあります。快楽と聞くと悪いイメージを持つかもしれませんが、人はおなかがすいたときにおいしいものを食べても快楽を感じますし、風呂に入ってスッキリしても快楽を感じます。快楽自体は日常的なことなので、決して悪いことではありません。どちらかというと、よいことのほうが多いでしょう。そして、**人が自ら依存物を使うのは、この快楽を得るため**という目的があります。

ただし、快楽の感じ方には個人差があります。たとえば、タバコは有名な依存物ですが、吸ってもただ臭いだけ、煙たいだけと感じる人もいれば、おいしいと思う人もいます。子どもたちが楽しんでいるゲームも、親世代にはその楽しさがまったく理解できないことがあります。ある人にとっては快楽を感じて依存物になり得ても、別の人にとっては、快楽をあまり、もしくはまったく感じないので、依存物になりえないことがあります。

依存物の共通の特徴② 飽きない・飽きにくい・続けられる

ところで、ハンバーグ好きの子どもがおいしいハンバーグを食べると、快楽（おいしさ）を感じるでしょう。しかし、ハンバーグ依存症という言葉はほとんど聞きません。なぜでしょうか。いくらハンバーグ好きの子どもでも、毎日・毎食ハンバーグを食べていると、数日後には別の食べ物を食べたくなるはずです。もしくは、初日に食べたときと同じようには喜ばないでしょう。

それは、ハンバーグは毎日食べると飽きてくるからです。快楽を感じるものであっても、途中で飽きやすいものや、続けにくいもの（たとえば、遊園地で遊ぶのは楽しいと思いますが、余暇の日数的にも経済的にも毎日は行けないでしょう）は、依存に至る可能性はきわめて低いと考えられます。大半の楽しい活動やおいしいものなどは、快楽を得られても飽きたり、続けられなかったりするので、依存することなく楽しむことができます。

タバコ（ニコチン）に依存性があることはよく知られていますが、多くの喫煙者は毎日同じ種類・銘柄のタバコを、飽きもせずに吸い続けます。酒好きの人も、ビールなり、焼酎なり、似たような種類の酒を飲む傾向にあります。酒やタバコには飽きにくい・飽きないという性質があり、長く続けることができるからです。

依存物には「快楽を得られる」に加えて、「飽きない・飽きにくい・続けられる」という二つ目の特徴があります。

スマホは依存物なのか

結論から述べると、スマホは依存物の条件にあてはまります。人がスマホを使う目的はさまざまです。自ら望んで使うときには、動画や漫画、ゲーム、SNS、ショッピングサイトのアプリなどを使って楽しむことも目的の一つでしょう。楽しいからというよりも、「暇だから使っている」「(電車などに乗っていて)時間が余っているから」という方もいると思います。

また、楽しさの程度にはかなり個人差があるでしょう。しかし、暇だから、時間があるからといっても、強い目的意識がなければ、人は苦痛になるようなことはしたがりません。なるべく楽しいことをしたいものです。**スマホを利用することによって、快楽(楽しみ)を得ることができるという一つ目の特徴を満たしています。**

では、「飽きない・飽きにくい・続けられる」の特徴についてはどうでしょうか。スマホはネットにつながっており、常にコンテンツが追加され、飽きがこないようにできています。ネットコンテンツは人がつくったものなので、量的な限界がありますが、1人が楽しむのにはかなりの分量があります。**スマホは「飽きない・飽きにくい・続けられる」の依存物の二つ目の特徴を満たします。**

ネットが普及する以前のメディアは、「飽きない・飽きにくい・続けられる」の特徴は満たしませんでした。たとえばテレビも、子どもが好む番組の時間は長くとも数時間程度でしたので、スマホのように飽きずに見続けられるというほどのものではなかったでしょう。雑誌や新聞、本なども、紙面の面積に情報量が制約されていました。また、ネットが一般に普及する以前から、ファミリーコンピュータに代表される家庭用ゲーム機が普及していました。しかし、これらのゲームソフトに入れられるデータの容量は限られていたので、飽きずに何百時間、何千時間続けられる人は少なかったと考えられます。

一方、スマホ（ネット）は、以前のメディアと比べて格段にコンテンツの追加速度が速く、追加量が大きいという点ですぐれており、それゆえに依存物としての特徴を持つようになったのです。

流行している依存物の特徴～アクセスのよさなど

ここからまた依存物全体の話に戻ります。依存物の中には、流行しているものと、流行していないものがあります。たとえば、酒やタバコは比較的流行している依存物です。酒もタバコもコンビニで売っており、簡単に入手できます。酒はビールやチューハイなど缶を開けるだけで簡単に飲めますし、タバコは火をつけるだけで簡単に吸うことができます。簡単ゆえに、仕事で疲れた後でも、夜でも、雨の日でも、使用することができます。

最近、タバコは高価（1箱500円程度）になっていますが、愛煙家にとって何とか購入することができる価格だと思います。お酒は安いものだと100～200円で買えます。酒もタバコも手に届く価格であるといえるでしょう。

酒やタバコは、使い慣れた人にとって、その効果（快楽）はほぼ確実なものです。

ギャンブルは勝つことが快楽であれば、勝てない確率のほうが高いでしょう。一方で、ギャンブルをするときのドキドキ感を快楽としてとらえるのであれば、おおむね確実に快楽を得られます。

では、薬理学的に高い依存性を持つ違法薬物のヘロインはどうでしょうか。令和４年の日本でのヘロインの押収量は０kg、ヘロイン事犯での検挙者数は０人です。押収や検挙されずに流通しているものもあるかもしれないので、断定することはできないのですが、幸いいまの日本では、ヘロインは流行っていない依存物といえそうです。ヘロインが流行っていない理由の一つは、その違法性ゆえに、入手が酒やタバコよりも格段に難しいからです。

ヘロインを使用すると、まもなく重度の依存症を発症し、薬が抜けるときには耐え難い苦痛を伴う禁断（離脱）症状が出ます。薬物に詳しい人でなくとも、何となくヘロインがとても危険な薬であることを知っているので、これを避ける傾向にあるのではないかとも考えられます。酒やタバコの使用も、生活習慣病や事件、事故などのさまざまなリスクはあるものの、ヘロインよりは「安全」に思えるでしょう。

このように、**入手や使用の簡単さ、手に届きやすい価格、効果（快楽の獲得）の確実性、安全そうに見える**ことなども依存物の流行度に関わっています。これらの総合力が、依存性の強さに関わります。

スマホは流行している依存物なのか

スマホの依存物としての流行性についてはどうでしょうか。スマホの通信契約には親の同意が必要ですが（通信契約していないものであれば子どもでも入手可能）、多くの子どもがスマホを持っていることを考えると、スマホの入手はそんなに難しくはないということでしょう。スマホの使用はボタンや画面を何度か押すだけなので、簡単なことがほとんどです。小型で持ち運ぶことができ、いつでもどこでも簡単に使えるスマホのアクセスの容易さは最強クラスです。**スマホは入手や使用の簡単さを兼ね備え**

ています。

最新型のスマホは10万円以上しますが、数年間毎日使うのであれば、高すぎるとはいえないかもしれません。通信料も、多くの家庭にとって支払えない金額ではないでしょう。**スマホは多くの人にとって手に届く価格**といえそうです。

たとえば、スマホで動画のタイトルを見て面白そうだと思っても、実際見ると期待外れのこともあります。しかし、大量のコンテンツを視聴できるので、どれも全然面白くないということはないと思われます。

あるロールプレイングゲームでは、一定の作業をこなせば、簡単に強い戦士となってゲームの世界を冒険することができます。現実世界では、そう簡単に戦士にもなれないし、世界を冒険するのにも多額のお金と時間がかかるので、一般庶民には困難です。現実世界よりとても簡単に物事を進められるのがゲームの世界です。したがって、多くのゲームでは現実世界よりもかなり高い確率で楽しみを得ることができます。

ゲームに限らず、多くの人にとってスマホの使用によって、かなり確実に楽しむことができるといえそうです。**効果（快楽の獲得）の確実性**もスマホは兼ね備えています。

スマホの画面は、ネットを介してさまざまな人々とつながっているので、なかには脅しや詐欺、誹謗中傷を受けたり、実際の犯罪行為に巻き込まれる可能性があります。もちろん依存のリスクもあります。しかし、スマホ自体から身体的な攻撃を受けることはないので、スマホの使用は一見すると安全に思えます。

このように、**多くの点でスマホは流行している依存物にあてはまります。**他の依存物と比較することは難しいのですが、スマホの総合的な依存性はかなり高い部類に入るのではないかと考えられます。

依存物の使用から依存症の発症まで

依存物には、飽きることなく（もしくは飽きにくく）続けて快楽を得ることができるという特徴があります。そして流行している依存物は、使いやすいという特徴も備えています。これらの特徴があるために、習慣的に依存物を使う人がいます。たとえば、毎日晩酌するとか、ある程度の間隔でタバコを喫煙するなどです。

習慣的に依存物を使っているうちに、その人にとって使いすぎると、依存症という状態になるリスクが高まります。使いすぎに加えて、個人の遺伝的特性や性格、特定の依存物を使用したときの快楽の度合い、環境的要因、ストレスや気分などさまざまな要因が、依存症の発症には関連します。

では、どのくらいの量や頻度以上で依存物を使うと依存症になるのでしょうか。それがわかっていれば気をつけることができますが、よくわかっていません。ただし、違法薬物の中には、ごく少ない回数の使用で依存症を発症することがわかっているものもあります。

たとえば、ギャンブル性のあるパチンコに数回行っただけで深く依存してしまう人もいれば、長年、遊びの範囲内でパチンコを楽しんでいる人もいます。

アルコールの場合でも、毎日浴びるように飲酒しながら依存症にならない人もいれば、それほどでもない飲酒量なのに依存症になってしまう人もいます。飲酒量と依存症の発症のあいだにはかなりの個人差がありますが、ときどき飲み会のときだけ2、3杯飲酒していたような人が、ある日突然依存症になるリスクはきわめて低いでしょう。アルコール依存症になる人は、それなりの量を飲酒しているものです。

スマホにおいても、同じようなコンテンツを同じように使っているはずなのに、依存になる人も、依存にならない人もいます。しかし、使いすぎは依存の発症に関わっているのです。

依存するとどうなるのか

人が自ら依存物を使うのは、快楽を得るためという目的があります。これは依存している人も、依存していない人も同じです。では、両者のあいだには何の違いがあるのでしょうか。

依存している人は、対象となっている依存物を使わないときに、より不快な気分になりやすいという特徴があります。不快な気分ですが、これが強いと「イライラ」や「うつ」「不安」といった表現になるでしょう。そこまで強くなければ、「空虚な気分」「物足りない気分」「暇を持て余す気分」などの表現になるかもしれません。実際、空き時間などにスマホを触っていないと、「空虚な感じ」「物足りない感じ」「暇を持て余す気分」になる人は多いのではないでしょうか。

この不快な気分ですが、体を動かしていたり、友人と話しているとき、仕事をしているときなど、別の活動に集中していると、忘れていることも多いと思います。しかし、ぼんやりしていたり、何もしていないとき、(嫌いな?)勉強を1人でしているときなど、何かに集中できないようなときには、不快な気分をより強く感じやすくなるでしょう。

さらに、依存による不快さに加えて、学校での人間関係がうまくいかないなどの別

図表2-1　依存症の悪循環（スマホ等の依存の場合）

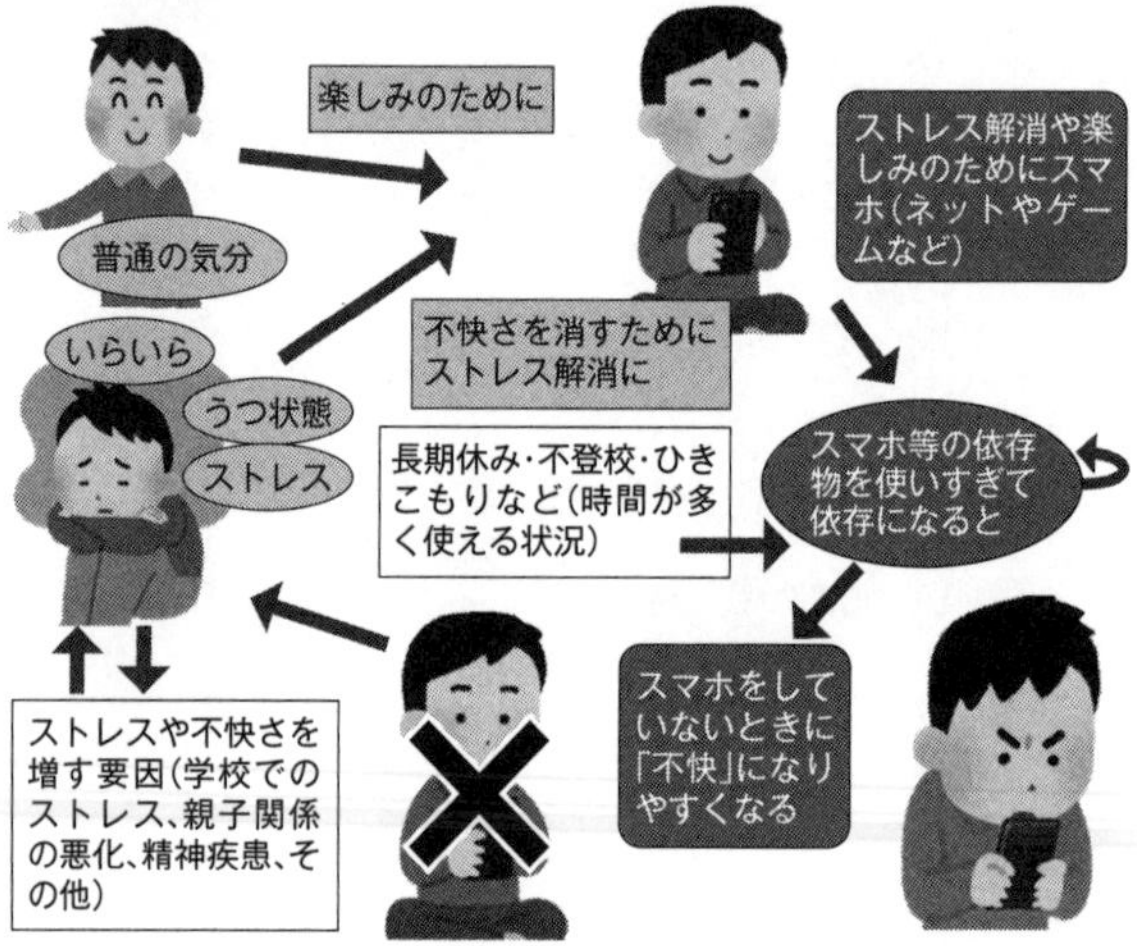

のストレス因や、うつ病などの精神疾患による不快さが加わると、当然、不快さの総量はより大きくなりがちです。

さて、人は不快な気分を感じる（感じ続ける）と、それを解消したくなります。人は継続する不快さを我慢することはけっこう困難なのです（たとえば、蚊に刺されるとかゆく不快になりますが、掻かずに我慢することは難しい人もいるでしょう）。

不快な気分が生じたときには、速やかにそれを改善したくなります。不快な気分の解消法にはさまざまな手段があるはずです。しかし、その中でなるべく簡単に、早く、確実に解消する手段として、結局使い慣れた依存物が選ばれることが多くなります。スマホも酒も簡単に使えるという特徴があります。

依存物を使うことで早々に快楽を得て、不快さを相殺しようとするのです。マイナス（不快さ）をプラス（快楽）で相殺するということです。依存物の使用によって当面の不快さは解消されます。しかしながら、依存物を使用しなくなる（もしくは酒が抜けるなどその効果が切れる）と、その不快さはすぐに戻ってしまいます。もしくは不快さがさらに悪化することもあります。依存している人にとって、依存物の使用は一時しのぎであって、長期的な不快さの解消にはつながりません。

こうして依存物をもっと使うようになり、さらに依存物を使っていないときの不快さが進行していきます。悪循環をしながら、依存はさらに悪化していきます（図表2-1）。

依存するとさらに依存物を使いやすくなる

依存は、不快さの進行とともに悪循環をしながら、さらに悪化していきます。依存物を使わないときの不快さに加えて、個人的な性格や特性、環境的な要因などが不快さや依存に拍車をかけることがあります。たとえば、学校や職場でストレスになるような出来事があったり、うつ病など不快な気分が強い状態があると、不快さが強まりやすくなります。高まった不快さを解消するために、さらに快楽を得られる依存物に流れやすくなります。

また、依存が悪化すると、さらに依存物を使いやすい環境になってしまう場合もあります。たとえば、アルコール依存が悪化して酒量が増え、体調不良などから仕事に支障が出る場合があります。仕事に支障が出ると、本人も罪悪感を覚えるでしょうし、上司や顧客などから責められるかもしれません。これらのストレスによって不快さが増して、ストレス解消のためにさらに飲酒量が増大する可能性があります。そうするとますます仕事に支障が出やすくなるでしょう。

さらに、休職や退職をすると、仕事に行かなくてもよくなるので、仕事に支障を来さないように酒を減らす必要性がなくなります。昼間から飲酒することが可能となることで、さらに飲酒機会が増えてしまい、アルコール依存が悪化することがあります。**依存が悪化して社会参加に支障が出ると、さらに依存物を使いやすい環境に陥りがち**となります。

子どもたちのスマホ依存でも、このアルコールの場合と類似の経過をたどる場合があります。スマホに依存的となって夜遅くまでスマホを触って、睡眠時間が減少します。そうすると学校で眠気が強くなり、学校生活や人間関係がうまくいかなくなるかもしれません。そのことがストレスとなり、ストレス解消のためにさらにスマホに流れるかもしれません。睡眠不足で朝に起きることができなくなったり、ストレスのために学校に行けなくなると、家に長時間いることになるので、さらにスマホを触る時間が増えがちとなり、依存は悪化しやすくなります。

気づかないうちに進行する依存とは

前述のとおり、依存は快楽と不快さが絡み合いながら悪循環を重ねていきます。ところで、普通の酒好きやゲーム好きの子どものように、ただ好きで習慣的に依存物を使っている人と、依存しながら依存物を使っている人の境界線はどこにあるのでしょうか。実は、はっきりとした境界線はありません。

アルコールの場合では、最初に飲酒→機会飲酒（飲み会のときだけ飲む）→習慣飲酒（晩酌など週何回かまたは毎日飲むなど）→アルコール依存症といった経過をたどることがあります。グレーな状態、たとえば飲みすぎや飲酒での失敗、具合の悪さなどが次第に増えていって、気づいたときには完全にアルコール依存症になっていたという経過をたどることが多いのです。グレーな状態のときには、たまたま飲みすぎただけなのか、依存状態に起因した飲みすぎなのか、判別が難しいことがよくあります。昨日はたまたま飲みすぎただけだ、と酒の飲み方を変えないうちに、いつのまにかアルコール依存症に進行してしまうのです。

スマホの場合でも、たまたま使いすぎただけ、夏休みだから夜更かししてゲームをやっているだけ、まだ依存していないと思っているうちに、依存が進行してしまうことがあります。

見えにくい・理解しがたい依存

依存には不快さという気分に関する側面があります。しかし、この不快な気分が、何に起因しているのか、よくわからないことがあります。依存物は楽しみやストレス解消のために使っているので、よもや依存物の使用が不快の原因（の一つ）と理解できないのです。依存物の使用はあくまでもストレス解消のためであり、不快の原因が依存物の使用ではなく、別のストレスや環境のせいだと考えることもあります。そこでストレス解消のために依存物を使用し続け、依存が悪化してしまうのです。

たとえば、学校での人間関係がよくないので、それがストレスとなって、それを解消するためにスマホを依存的に長時間触っているのだと考える人もいるでしょう。実際に、クラス替えや、人間関係が変化・好転することなどがきっかけとなって、スマホ依存が改善することもあります。

しかし、学校での人間関係が悪化したことが唯一の原因となって、スマホ依存になっているかというと、そうではないでしょう。人間関係が悪化する前から、大問題にはなっていなかったものの、それなりにスマホを長時間使用していたということはよくある話ですし、それがスマホ依存悪化の下地になっていた可能性はあります。つまり、人間関係の悪化は、スマホ依存悪化の最後の一押しにしかすぎないのかもしれません。

スマホによる睡眠不足や、スマホ依存に起因する不快さもストレスの一因となりえますし、それらがさらなる人間関係の悪化に関与しているという場合もあります。さらに、ストレスの原因であったはずの人間関係がどうなろうと、スマホ依存が継続する、または悪化の一途をたどることも稀ではありません。

スマホ依存の一因となっている、ストレス因を探るという視点は当然重要なのですが、スマホ依存自体による影響も、軽視すべきではないのです。

依存が深刻になると他者からも見えにくくなる

依存が深刻になると、ひきこもりがちになってしまう場合があります。たとえば、アルコール依存症が深刻になると、飲酒による具合の悪さなどから仕事ができなくなることがあります。こうして退職に追い込まれると、酒や食事を買う以外にあまり外出する用もなくなり（最低限の買い物も宅配ですませてしまう場合もあります）、ひきこもりがちになります。

スマホの依存でも、深刻になると、生活の乱れや昼夜逆転から、不登校やひきこもりがちになる場合があります。不登校やひきこもり状態になると、家族以外の他の人からはその状況は見えにくくなりますし、身近にいない人のことはあまり気にかけなくなるかもしれません。結局、学校などで周りにいる人は、依存問題のない人か、深刻ではない人が大半となります。

軽度のスマホの依存状態の人を見ても、少し成績が下がるだけ、少し授業中に眠くなるだけ、ぐらいに思えるでしょう。身近に深刻なスマホの依存状態の人がいなければ、依存による問題も大したことではないように考えるかもしれません。こうして無防備にスマホを使い続けているうちに、依存が悪化してしまうのです。

わかっていても簡単には抜け出せない

依存しているとか、依存物の使用による問題があると自覚すれば、たいていの人は依存物の使用を何とかして自制しようと考えます。簡単に自制できれば依存もそんなに怖くはないのですが、そうはいかないことも多いのです。

前述のとおり、依存している人は依存物の使用をやめると、不快な気持ちが強くなりがちです。不快な気持ちが続くと人はそれを手っ取り早く解消したくなり、使い慣れた依存物に手を出しやすくなります。結局、依存は改善せずに、悪化してしまうことがあります。わかっていてもなかなか抜け出せないのです。

何度も依存状態から抜け出すことに失敗し続けると、依存から抜け出すことができないのではないか、と無力感にさいなまれるかもしれません。そのために、依存から抜け出すことをあきらめてしまう人も出てきてしまうでしょう。

実は、依存をどうするかを考える人は少数かもしれません、しかし、依存に伴う問題（スマホの依存であれば、たとえば、遅刻・欠席を繰り返すとか、成績がひどく落ちるなど）を、仕方がない、そのままでもよいと開き直れる人も少数でしょう。学校には行けたほうがよいし、勉強もわかったほうがよいし、志望している高校や大学に行きたいと考える人は多いのです。依存からなかなか抜け出せないために、問題を解決できない、でも開き直ることもできない、そんなときに人はどう考えがちになるのでしょうか。

否認という心理が依存からの脱却を妨害する

一般に、依存状態が深刻化すると、人は「否認」という心理状態に陥りがちになるとされています。「否認」を簡単に述べると、「ほんとうはわかっていることであるけれども、それを認めてしまうと不安が強くなるので、現実を認めることを拒否すること」です。

アルコール依存症の人の場合であれば、周りの人から見て、明らかに前日の飲みすぎのせいで具合が悪くなって、翌日の仕事がまともにできなくなるようなことが頻発していても、「飲酒のせいではない」と大真面目に答えるようなことが起きえます。

もしも、飲酒のせいで仕事がまともにできなかったことを認めると、次からは酒を減らす・やめるなど、飲み方を変える必要に迫られます。アルコール依存症の人にとって、酒を減らす・やめることは苦痛であり、不安を伴います。「飲酒のせいではない」ことにすれば、酒を減らす・やめる必要性はなくなります。酒を減らす・やめることの苦痛や不安を避けるために、大真面目に「飲酒のせいではない」と現実離れをしたことを考え、話すのです。

しかし、酒を減らす・やめるべく対処が遅れることになるので、この場合だと、職場での立場がなくなる、肝機能障害が悪化するなどの、依存症の悪影響が進行してしまうことがあります。そして、アルコールだけではなく、他の依存でもこのような「否認」はよく見受けられます。

スマホに依存的な人でも、同様のことは起こりえます。たとえば、周りの人から見て、スマホのゲームを深夜遅くまでやっているために、朝起きられなくて、学校に遅刻することが頻発しても、本人は「ゲームのせいではなくて、眠くならないからゲームをしているだけだ」などと答えることがあります。確かに、深夜に眠くならなくて、布団の中で何もせずに起きているのは苦痛でしょう。ここでもゲームを減らす・やめることは苦痛であり、不安なのです。

しかし、（楽しい）ゲームをしていたら、ますます興奮して眠れなくなるのは必然です。朝きちんと起きることを考えるのであれば、深夜にゲームをするのは避けるべきでしょう。ところが、「ゲームのせいではない」としてしまえば、深夜のゲームを減らす・やめる必要がなくなります。そのために、ゲームを減らす・やめることの苦痛や不安を避けるために、大真面目に「ゲームのせいではない」と考え、話すことがあるのです。

スマホに依存的になっている子どもたちは、とにかくスマホを減らす・やめることが苦痛で不安です。子どもたちは、悪い出来事（朝起きれなくなる、成績が下がるなど）を、スマホ（ネットやゲームなど）と結びつけられることを嫌がることが多いようです。悪い出来事がスマホの使い方のせいだとすると、時間を減らすなどスマホの使い方を改める必要に迫られるからです。

逆に、悪い出来事がスマホの使い方のせいではないとするとどうでしょうか。スマホの使い方を改める必要はないので、それに伴う苦痛や不安から逃れることができます。

もちろん、大人は子どもたちの言い分を聞かないで、悪い出来事をすべてスマホのせいにすべきではありません。大人が、子どもたちの言い分をまったく聞かない姿勢は、親子関係の悪化や不信感につながり、それは子どもたちにとって新たなストレスとなり、結果的にそのストレスから逃避的なスマホの依存の悪化につながりえるので、避けるべきです。

一方で、大人がスマホに依存的になっている子どもたちの「スマホのせいではない」を、すべて額面通りに受け入れて肯定し続けるのも、スマホの依存の持続・悪化につながります。大人は子どもの話を聞きつつ、さまざまな状況を考慮しながらの判断・対処が求められます。

見えにくい依存をとらえる方法

依存は目に見えるものではないので、そのとらえ方には少し工夫が必要となります。たとえば、糖尿病や高血圧などの生活習慣病などにおいては、大まかに「健常な人」「境界値にある人」「病気の状態にある人」のように分類して、それぞれのレベルに応じた予防や治療を行う目安にします。

スマホの依存でも、「健全な（問題の少ない）使い方をしていると考えられる人」「依存的（問題のある）使用の疑われる人」「依存的（大きな問題のある）使用をしている人」のようにおおまかに分類することができます。

「スマホの依存的使用の疑われる人」とは？

「スマホ（ネットやゲームなど）の依存的使用の疑われる人」ですが、図表1-4（28ページ）のようなネットの依存的使用が疑われる人を検出するようなスケールなどで一定の基準を上回った人や、保護者や教師、本人などが、依存的使用の問題があるのではと考えている人はここに該当します。次の項目で挙げる「スマホの依存的使用をしている人」もこの中に含まれます。たとえば、図表1-4のスケールを使った日本における近年の調査では、青少年世代では5〜10％程度の人がここにあてはまるようです（調査対象者や方法によってかなりの開きがあります）。1クラス35人とすると、2〜4人程度に該当する数値です。

疑いレベルなので、「少し気をつけておけばよいのでしょう」程度に考える方もいるかもしれません。しかし、スマホの長時間使用による生活の乱れや、睡眠、気分などさまざまな分野において問題が生じている場合も多いのです。スマホの利用方法の変更を検討する、もしくは何らかの対処を要すると考えておいたほうがよいでしょう。

「スマホの依存的使用をしている人」とは？

「スマホの依存的使用をしている人」とは、スマホの問題使用のために、家庭生活や学校（職場）、健康などに深刻な問題が生じている状態です。深刻な問題を本人が自覚することもあれば、家族や教師など他の人がそのように考える場合もあるでしょう。

深刻な問題とは、子ども世代の場合では、**頻回の遅刻や欠席（欠勤）、留年が危機的になるほどの成績低下または留年、昼夜逆転の生活、ひきこもり状態の長期化、オンライン以外での生活において家族や友人・知人などからの深刻な孤立、食事や清潔保持など、基本的な生活の維持困難、多額の課金**などが挙げられるでしょう。

ゲームについては、ゲーム行動症（ゲーム障害・ゲーム症）やインターネットゲーム行動症（インターネットゲーム障害）といった、公式な診断基準が作成されています（注：インターネットゲーム行動症は、今後の研究のための項目に含まれ、正式な診断基準には入っていません）。医療機関ではこれらの診断基準を用いて診断を行います。

ゲーム行動症とは？

現在、日本および世界で広く用いられている精神疾患（障害）の診断基準は、世界保健機関が発行している国際疾病分類《しっぺい》（International Statistical Classification of Diseases and Related Health Problems：ＩＣＤ）と、米国精神医学会が発行している「精神疾患の診断と統計マニュアル（Diagnostic and Statistical Manual of Mental Disorders：ＤＳＭ）」です。ＩＣＤはおおむねすべての疾病を網羅しており、ＤＳＭは主に精神疾患のみが網羅されています。日本の保険診療では主にＩＣＤを用いて診断されます。精神疾患の分野においては、ＤＳＭのほうがＩＣＤよりも診断基準の詳しいものもあり、

図表2-2 ICD-11に収載されているゲーム行動症（Gaming Disorder）の診断基準の概要

以下の項目について、持続的または反復的な行動パターンがみられる

1. ゲームに対して自制がきかない（ゲームの開始・頻度・強度・期間・内容について）

2. 他の生活上の興味や日常的な活動よりも、ゲームの優先度が高い

3. ゲームによって悪い結果が生じているにもかかわらず、ゲームを継続し、またはその使用がエスカレートする

個人・家族・社会・教育・職業、またはその他の重要な領域において、重大な障害をもたらすのに十分なほど深刻であり、これらの症状が1年以上続いていること（重症な場合にはもっと短期間でもこの診断ができる）

※筆者による和訳

両方とも使われています。

2019年に世界保健機関の総会で承認されたICD-11（国際疾病分類第11改訂版）に、新たにゲーム行動症（Gaming Disorder：ゲーム症・ゲーム障害）の診断基準が収載されました（図表2-2）。この基準のポイントは、「個人、家族、社会、教育、職業またはその他の重要な領域に重大な障害をもたらすのに十分なほど深刻であり……」のところです。食事中にスマホでゲームをしているだけとか、ゲーム時間のルールを10分オーバーしただけでは、ゲーム行動症とはいえません。

たとえば、スマホの依存的使用のところで挙げたような重大な問題（障害）が生じたときに、この診断ができます。

精神疾患の診断基準で、重大な問題（障害）が生じることが基準となっているものは少数です。ただし、ギャンブルで大きな借金を重ねているにも関わらず、ギャンブルがやめられないなどの症状がある、ギャンブル行動症（ギャンブル障害）は、ゲーム行動症と同様に重大な問題の発生が基準に入っています。一方で、アルコール依存症、うつ病など多くの精神疾患の診断基準では、重大な問題が起きているかどうかで診断の有無にはかかわりません。これは、過剰にゲーム行動症と診断される人が増えてしまうことが懸念された結果と考えられます。しかし、ゲーム行動症と診断がされるころには、すでに重大な問題が生じているということでもあるので、その前に予防的な対処が必要です。

日本の10～29歳の人に精神科医と心理士による対面調査を行った結果、281名中7名（約2・5％）がゲーム行動症と判断されたと報告されています。35人のクラスだと1人程度に該当する数字です。

有害なゲーム行動とは?

ＩＣＤ-11にはゲーム行動症以外にも、有害なゲーム行動（Hazardous Gaming）という項目があります。これは病気や障害、行動症という位置づけではありませんが、「健康に影響を与える何らかの状況や問題が存在する状態」という項目に分類されています。その概要は、「ゲーム行動がその人自身や周囲の人に対して、身体的または精神的健康に有害な影響を与えるリスク（ゲームの頻度、時間、他の活動や優先事項の無視、ゲームやゲーム関連のリスク行動、ゲームによる悪影響など）が著しく高い状況である」とされています。

たとえば、ゲームやゲームの実況動画に夢中になって、就寝時刻が遅くなりがちとなり、朝は親に起こされて何とか遅刻せずに登校しているような状態（もう少しで遅刻を頻発してしまうかもしれない）とか、学校のある平日に6～7時間ゲームに没頭していて、親に注意されないと重要な課題に手をつけられないなどの、生活がひどく脅かされつつある状態があてはまりそうです。

これは、依存的使用が疑われる～軽度の依存的使用がここに属するといったイメージでよいかと思います。この段階では、ゲーム行動症には至っていないものの、専門家のアドバイスを受ける、ゲームの使い方について親子で話し合いをする、ペアレンタルコントロール（親がスマホ等の使用を機械的に制限する機能）を設定するなど、何らかの対策がなされることが望ましいと考えられます。

インターネットゲーム行動症とは？

2013年に米国精神医学会から発行された、精神疾患の診断と統計マニュアル第

図表2-3 DSM-5に収載されているインターネットゲーム行動症の診断基準の概要

以下の9項目のうち、5項目以上の症状が過去1年間に生じていると、インターネットゲーム行動症の診断をすることができる

1. ゲームへの執着
2. ゲームがなくなった（できなかった）際の離脱症状（典型的にはイライラ・不安・悲しさなど）
3. ゲームに費やす時間の増幅
4. ゲームを自制することの不成功
5. ゲームのせいで生じる、ゲーム以外の過去の興味や娯楽への興味喪失
6. 心理的・社会的に問題があるのを知りながらの、ゲームの過度な使用継続
7. 家族・治療者・または他者に対するゲームの使用程度についての虚言
8. 否定的な気分（無力感、罪責感、不安）を避けるため、あるいは和らげるためのゲームの使用
9. 大事な交友関係、仕事、教育や雇用の機会に対する、ゲームによる無関心や喪失

5改訂版（DSM-5）の今後の研究のための項目に、インターネットゲーム行動症（Internet Gaming Disorder、インターネットゲーム障害）の診断基準が収載されました（図表2-3）。正式の診断基準ではなく、この項目を使って今後研究を進めていきましょうというものです。2024年現在ではDSM-5を小修正したDSM-5-TRが最新版ですが、インターネットゲーム行動症については、ほとんど修正点はありません。

ところでインターネットゲームとい

うと、オンラインゲームのことのみを指すように思えます。ＤＳＭ-５の作成に携わったナンシー・ペトリー氏は、米国ではゲームというとギャンブルを指すことがあるために、これと区別をするためにインターネットゲームという診断名になっており、（ネットにつながっていない）オフラインかオンラインかは重要ではないとしています。オフラインゲームの場合でもこの診断基準が使えるということです。

日本の10～29歳の人に精神科医と心理士による対面調査（先ほどのゲーム行動症の調査と同じ対象者に行われたものです）を行った結果、２８１名中8名（約２・８％）がインターネットゲーム行動症と判断されたと報告されています。

ゲーム以外のネットコンテンツについての診断は？

ゲームについては診断基準が整いつつありますが、他の種類のネットコンテンツはどうでしょうか。２０２４年現在、ゲーム以外のコンテンツについては公式の診断基準はありません。しかし、日本では、何らかの診断をつけないと、原則として保険診療を受けることはできません。ゲーム以外について医学的なアプローチができないというのも困ります。

そこで、ＩＣＤ-11で診断をする場合には、「嗜癖《しへき》（依存）行為による他の特定の障害（Other specified disorders due to addictive behaviours）」という項目を使うことになります。前述のとおり項目はあるものの、診断の基準はないので、この基準にあてはまるかどうかはそれぞれの医師の判断ということになります。私個人の意見としては、ゲーム行動症の診断基準のように重大な問題が生じている場合には、この診断をしてもよいのではないかと考えています。

どのようなコンテンツやデバイスが依存と関連しやすいのか

スマホやネットにはさまざまな種類のコンテンツ・アプリがあります。その中には、めったに使わないものもあれば、よく使っているものもあるでしょう。個人差が大きいものの、依存的になりやすい種類のコンテンツの存在もある程度知られており、ゲームやSNSがこれに該当しやすいという報告がやや多いようです。これらのコンテンツは、双方向的な関わりができることが、依存と関連しているのかもしれません。一方、他の種類のコンテンツも依存と関連しているという報告も多く、どのコンテンツだから安全ということはいいきれません。

前述の「スマホは流行している依存物なのか」のところでも述べましたが、スマホはその高い携帯性や操作性から非常に使いやすいデバイスです。使いやすさは依存性の高さにつながります。

スマホの使用・所持が、ネットの依存的使用と関連しているという報告が見受けられます。一方で、携帯ゲーム機などの他の種類のデバイスも、ネットの依存的使用と関連しているという報告もあります。どの種類のデバイスがとくに依存リスクは高いのかについて、結論は出ていません。どの種類のデバイスも依存リスクがあると考えられますが、とくに子どもたちにとって使いやすいものは要注意でしょう。

さて、第2章ではスマホ依存がどのように成り立ち、どのように評価・診断されるのかを述べてきました。次の章では、スマホの依存の悪影響や関連する問題について述べていきます。

第2章のまとめ

▽依存しやすい物質や行為（依存物）には、「楽しい」「飽きない（飽きにくい）」「続けられる」という特徴があり、多くの人にとってスマホは依存物にあてはまります。

▽流行している依存物には、「使いやすい」という特徴があり、スマホはこれにもあてはまります。

▽依存すると、依存物を使わないときに不快な気分になりやすく、その不快さを

解消するために、さらに依存物の快楽で埋め合わせようとします。結果として、依存物から逃れがたくなります。

第3章

スマホ依存の悪影響と合併する問題点

長時間の使用と多額の課金

第2章では、スマホを含めた依存には、不快な気分の持ちやすさが強く関連していることを述べてきました。この目に見えない不快な気分が発端となって、さまざまな問題を引き起こします。

この章では、スマホに依存するとどのような問題が生じやすいのか、いくつか主要なものをかいつまんで述べていきたいと思います。なお、ある程度の人数を対象とした調査では、質問紙などを用いて、「(スマホの)依存的使用の疑われる人」を検出し、これらの人がどのような傾向にあるのかを分析したものが多いのですが、この章ではこのような調査によるデータをいくつか示していきます。

スマホの依存のベースとなる問題は「不快な気分」ですが、そこから派生した目につきやすい直接的な問題は、大まかにいうとスマホの**「長時間使用」**と**「多額の課**

金」です。子ども世代では、「長時間使用」の問題が比較的多いのですが、「多額の課金」の問題も出現します。「長時間の使用」から、さまざまな問題が派生・関連しやすい傾向にあります。まずは「長時間の使用」と、そこから派生・関連した主な問題をいくつか取り上げていきます。

スマホの依存と長時間使用

次ページの図表3-1は、２０１８年に行われた、中学1年生のネット依存度別の、平日と休日の学習以外の目的でのネット利用時間の調査結果を示しています。この調査では、図表1-4（28ページ）で示したネットの依存的使用を検出する質問スケールで、５点以上の人を「依存疑い群」、４点以下の人を「通常使用群」としています。

平日の平均ネット利用時間は「通常使用群」で85・０分、「依存疑い群」で２３７・１分、休日の平均ネット利用時間は「通常使用群」で１４４・５分、「依存疑い

図表3-1　中学1年生のネット依存度別の（学習以外の目的での）平日の平均ネット利用時間（2018年調査）

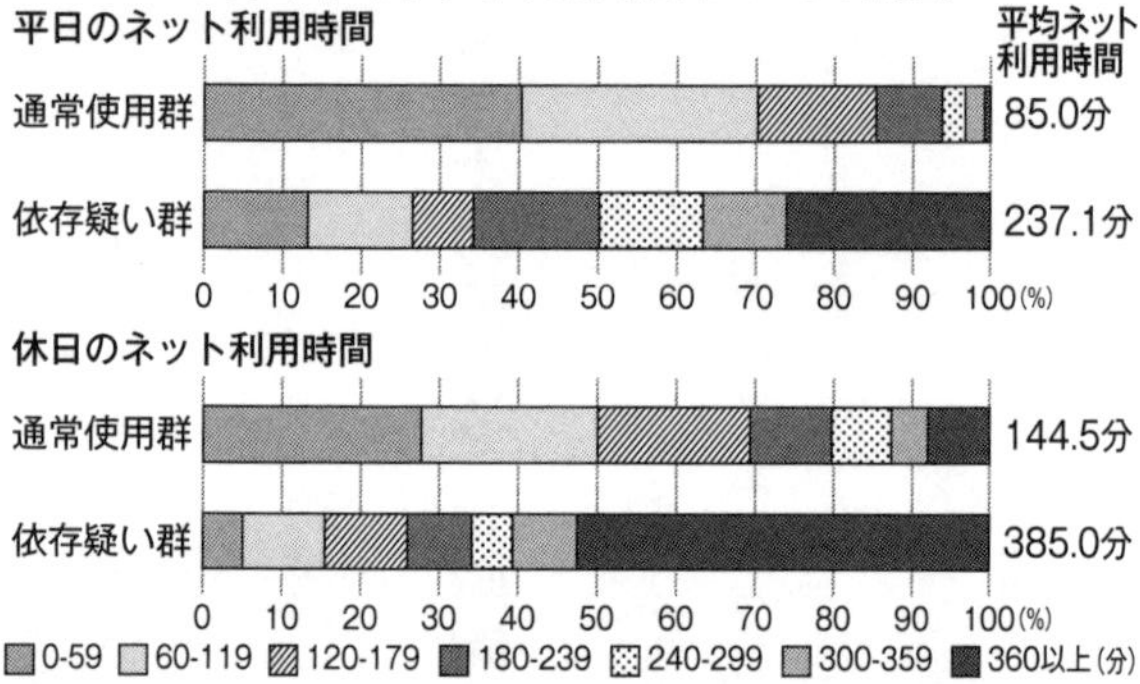

出典：厚生労働科学研究成果データベース：身体的・精神的・社会的に健やかな子どもの発達を促すための切れ目のない保健・医療体制提供のための研究（主任研究者：岡明）：思春期の薬物メディア依存に関する研究2019：2018年の公立中学１年生（814名）の調査より
※Young博士作成の（インターネット依存）診断質問票で5点以上を依存的使用群、4点以下を通常使用群とし、依存的使用群は全体の約4.9%に相当していた
※一部データは新たに解析したものも含まれる

群」で385・0分でした。平日、休日ともに両群間で2・5倍以上の平均利用時間の開きがありました。

他の多くの調査でも、**スマホ（ネットやゲーム）の依存的使用が疑われる人は、これらの機器を長時間利用する傾向が強い**ことが知られています。すべての人は1日24時間しかないので、スマホの利用時間が（ひどく）長ければ、別のことに費やす時間が減ることになります。生活上・健康上の必要性が高く、最もまとまった時間を要するのが睡眠です。そして（夜間の）睡眠時間の減少はさまざまな、深刻な悪影響を及ぼします。

就寝時刻の遅延〜昼夜逆転

スマホに依存的になると、そろそろ寝るはずの時間になっても、もう少しだけ……あと1本と考えながら、つい何本も見てしまい、結局、夜遅くまで動画の視聴をやめられないことがあるかもしれません。もしくはゲームを長時間プレイしていて、締め切り間近の課題を終わらせるのを後回しにしてしまい、結局、課題を終わらせるために夜更かしを余儀なくされるかもしれません。スマホの依存と就寝時刻の遅さや夜間の睡眠時間の短縮のあいだには、強い関連性があります。

次ページの図表3-2は、図表3-1の調査と同じ2018年の中学1年生の依存度別平日の就寝時刻と、平日の起床時刻を示しています。通常使用群では6・8%の人が0時以降に就寝したのに対し、依存疑い群では31・6%と4倍以上の開きがありま

図表3-2 中学1年生のネット依存度別の平日の就寝時刻と平日の起床時間・授業中の眠気

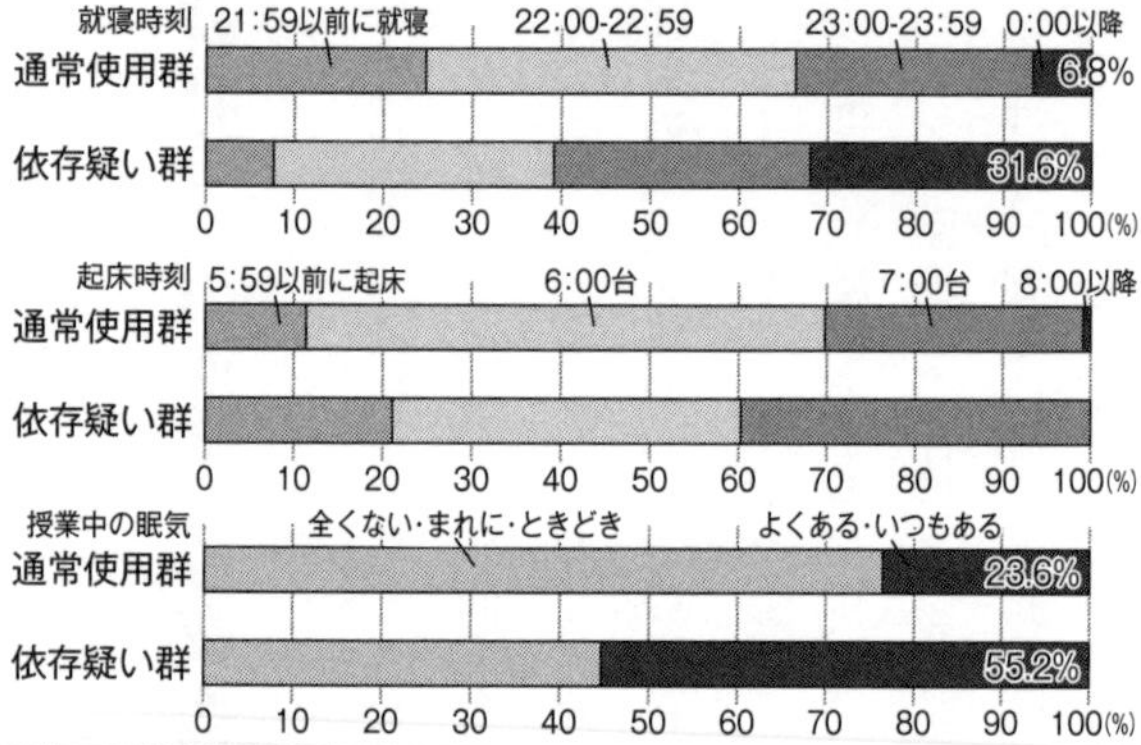

出典：厚生労働科学研究成果データベース：身体的・精神的・社会的に健やかな子どもの発達を促すための切れ目のない保健・医療体制提供のための研究(主任研究者：岡明)：思春期の薬物メディア依存に関する研究2019：2018年の公立中学1年生(814名)の調査より
※一部データは新たに解析したものも含まれる

した。中学校の始業時間はほぼ決まっているためか、両群ともに多くの人が6～7時台に起床したことがわかります。全体的に依存疑い群の人は、平日の夜間の睡眠時間がより短い傾向にあることが推測できます。参考までに13～18歳の推奨されている（昼寝を含む）睡眠時間は8～10時間です。

依存疑い群の人でも、夜間の睡眠時間が少なくても平気な人ばかりであれば問題ないのですが、そうではないようです。授業中に眠気を「よく・いつも」感じた生徒は、依存疑い群では通常使用群の2

倍以上を占めていました。授業中の眠気には、さまざまな要因（個人差、生徒の学習への姿勢、部活や習い事の疲れ、気温他）が絡みます。しかし、依存疑い群において、夜間の睡眠の短さが授業中の眠気に強く関わっているのは事実でしょう。

さらに、ネットやゲームの依存的な使用は、その他に日中の眠気や睡眠の質の低下、休日の起床時刻の遅延、起立性調節障害の症状などとの関連が多数指摘されており、これらも授業中の眠気の強さに関わっているかもしれません。

近年注目されている起立性調節障害とは、横になった状態や座った状態から立ち上がるときに、全身に十分に血液が送ることができなくなる病態です。自律神経（自分の意志と無関係に臓器にさまざまな指示を出す神経系のことで、交感神経や副交感神経があります）の働きの不安定さが原因とされ、思春期世代に比較的多いといわれています。朝から午前中にかけて悪化しやすく、朝起きにくくなること、朝の食欲不振、立ちくらみ、全身のだるさ、頭痛、動悸などが典型的な症状です。

一方で、午後から夜にかけて症状がよくなるので活動ができるようになるのですが、ちょうどオンラインゲームやＳＮＳが盛り上がる時間と一致しがちです。しかし、夜型生活が常態化すると、さらに自律神経の働きが不安定となり、朝の症状は悪化しやすくなるとされています。

よいことではありませんが、眠気が授業中だけであれば、先生に目をつけられるとか、成績が低下するだけですむかもしれません。しかし、どんなにやさしい先生であっても、授業中はそれなりの緊張感があるために、熟眠はできません。授業中の睡眠だけで、夜間の睡眠不足を取り返すことは困難でしょう。結局、休み時間や集団活動などの時間も眠気を引きずることになります。

頭が十分に回らない状態となるので、他の生徒とのコミュニケーションがうまくとれなかったり、トラブルが起きるリスクは増えるかもしれません。いずれ登校意欲を大きく下げる一因となりそうです。睡眠が不足すると、それだけで朝起床するのが難しくなります。遅刻や欠席につながりやすくなり、さらに長期欠席・不登校につながる可能性があります。

不登校のきっかけとスマホの依存

文部科学省の調査によると、令和４（２０２２）年の不登校者数（年間30日以上の欠席者のうち、病気や経済的理由によるものを除いた人数）は、小中学生あわせて約29・9万人とされています。この年の日本全体の小中学生の合計が約９４４・２万人なので、不登校者は全体の約３・２％を占めている計算になります。不登校者の割合は、その5年前の平成30年には１・７％、10年前の平成25年には１・２％であり、近年不登校率は急増しています。

令和2年に、文部科学省の不登校児童生徒の実態把握に関する調査企画分析会議（以下、不登校分析会議と略）によって、前年度に不登校のあった小学6年生・中学2年生に対する調査が行われています。最初に学校に行きづらいと感じたきっかけとして、「友人のこと」「先生とのこと」「勉強がわからない」「身体の不調」「きっかけが何か自分でもわからない」の理由が、小中学生のそれぞれで20〜30%程度を占めていました。

一方で、小中学生ともに「生活の乱れ（朝起きることができないなど）」が約25%、「ネット・ゲーム・動画視聴・SNSなどの影響（一度始めるとやめられなかった・学校に行くより楽しかったなど）」が約17〜18%を占めていました。不登校には、ネット・ゲーム等の依存的使用などの影響や、生活の乱れも強く関連しているようです。

不登校とさらなるスマホの依存の悪化

不登校には、学校などで発生するストレスを回避するという側面もあるでしょう。しかし、不登校によって、すべての問題が解決できているわけではないようです。先ほどと同じ不登校分析会議の調査では、親に対して不登校中の生徒の様子を質問しています。**「ネットやゲームを1日中していた」ことが「よくあった」のは小学生の37**

・3%、中学生の38・8%、「昼夜逆転など生活リズムが大きく乱れていた」ことが「よくあった」のは小学生の20・4%、中学生の30・9%、「極度に落ち込んだり悩んだりしていた」が小学生の20・2%、中学生の23・8%を占めていました。

親から見て、子どもたちが「ネットやゲームを1日中している」ように見えるからといって、そのすべてがネットやゲームに依存しているわけではないでしょう。しかし、少なくない割合の不登校状態の子どもたちが、ネットやゲームに依存的となっている可能性があります。

同調査による生徒への質問で、不登校中に「よくしていた」ことを次ページの図表3-3にまとめています。「ネット・ゲーム・動画視聴など」を「よくしていた」と回答した小学生は63・4%、中学生は67・4%と最も多くを占めていました。

アルコールなどの他の依存でも、家にこもりがちとなったり、孤立傾向になると、さらに依存状態は悪化しやすくなります。ネット・ゲームの場合でも同様のことが起こりえます。

図表3-3 昨年度不登校であった小中学生の欠席時の子どもの状況（「よくしていた」と回答した生徒の割合のみ記載）

	小学生	中学生
1. 自宅での学習をよくしていた	14.2%	7.4%
2. 自宅以外での学習	7.9%	6.0%
3. SNS（LINEやツイッターなど）	13.7%	33.6%
4. テレビ視聴	42.6%	38.3%
5. ネット・ゲーム・動画視聴など	63.4%	67.4%
6. 3〜5以外の趣味・遊び	34.4%	34.9%
7. 外出	11.2%	10.1%
8. 友だちと一緒に遊ぶこと	12.9%	15.5%
9. 家事の手伝い	14.2%	16.6%
10. その他	6.9%	7.2%

出典:文部科学省・不登校児童生徒の実態把握に関する調査企画分析会議:不登校児童生徒の実態把握に関する調査報告書、2021より
※図表2-48、図表2-49より筆者が表を作成、選択肢は「よくしていた」「ときどきしていた」「あまりしていない」「していない」1.9までのそれぞれの項目で「無回答」の割合は4.1〜7.7%の間、10.その他の項目の「無回答」の割合は小学生29.5%,中学生24.1%。

学校に行っていれば、授業や部活動、友人との会話などに意識が向いているので、その間はネットやゲームをしたい気持ち（欲求）をある程度忘れられます。しかし、不登校から、家にこもりがち、孤立がちになると、一般に空き時間が格段に増えます。不登校によってできた空き時間には、ネットやゲームをしたい気持ちを直に感じますし、それらを我慢する必要性も乏しくなるので、さらにネットやゲームの時間が増えやすくなります。図表3-3の通り、不登校になると、時間を学習や家事、外出、友人との遊びに

回す人はあまり多くはないようです。

前述の、親に対して不登校中の生徒の様子についての質問でも、「極度に落ち込んだり悩んだりしていた」は小中学生とも2割程度を占めています。空き時間の増加と不快な気分が二大要因となり、さらにネット・ゲーム時間が増し、これらへの依存度が高まりやすくなります。依存度の高まりは、さらなる（ネットやゲームをしていないときの）気分の悪さや生活の乱れなどにつながり、悪循環を呈する可能性があります。

一方、不登校の生徒にとって、ネットやゲームの存在は救いとなる場合もあります。不登校の生徒たちは、学校の他の生徒や、近所の人の目を気にして、ほとんど外出しない（できない）ことも稀ではありません。ネットがないと、家族としか関わることができなくなる場合もありますが、ネットがあると、家にいながら友人などのさまざまな他者とも関わることができます。前述のとおり、ネットを介した他者との交流は、不登校の生徒の不快な気分を癒している可能性があります。

ゲーム・スマホ時間の長さと学力との強い関連性

令和2年の不登校分析会議の調査では、最初に学校に行きづらいと感じたきっかけとして、「勉強がわからない（授業がおもしろくなかった、成績がよくなかった、テストの点がよくなかったなど）」を挙げた生徒は、小学生の22・0％、中学生の27・6％を占めています。生徒たちにとって、1日何時間もほとんどわからない授業を聞いているのは苦行でしょうし、それを無意味だと考えるかもしれません。少なくとも、授業内容をある程度理解できる程度には、学業の習得は望まれるところでしょうし、「勉強がわからない」生徒たちへのフォローも大切でしょう。加えて、「勉強がわからない」一因がスマホの依存の問題であるのならば、医療の関わる余地はあります。

ところで、ネットやゲームの利用時間の長さと成績は、非常に強い関連があることが知られています。図表3-4は、令和4年全国学力・学習状況調査による中学3年

図表3-4　中学３年生の平日１日当たりのゲーム時間と国語と数学の平均正答率

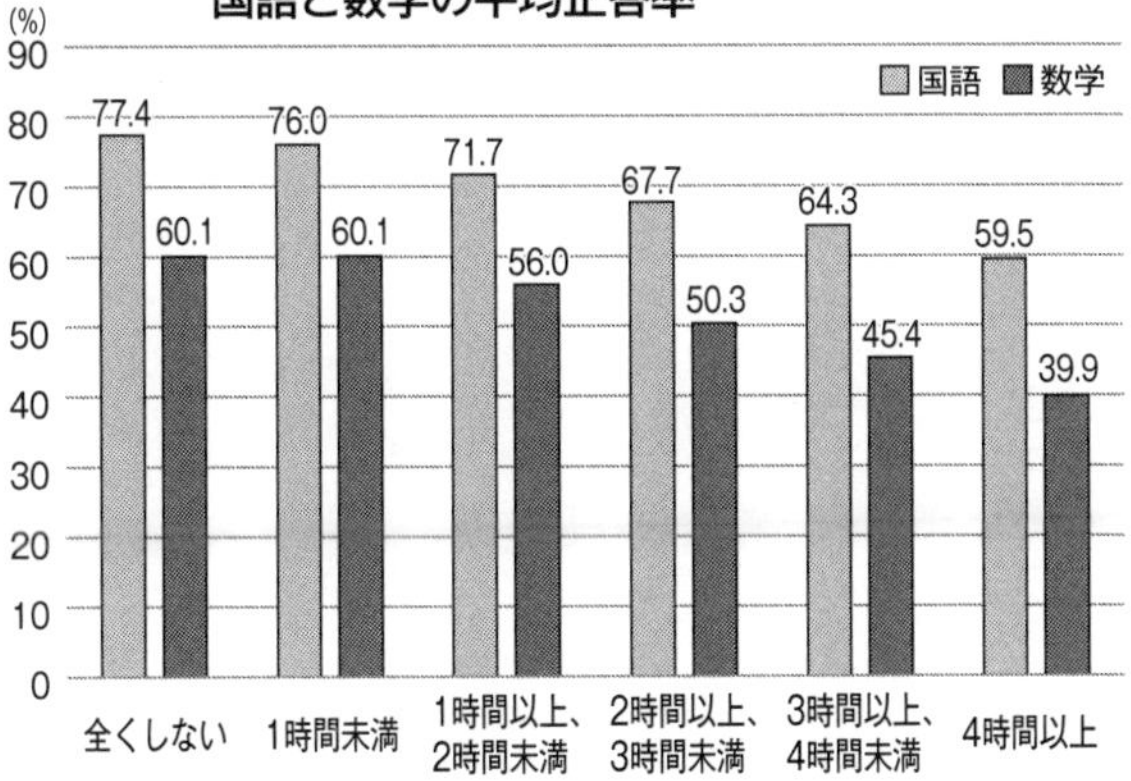

出典：国立教育政策研究所：令和４年全国学力・学習状況調査結果、クロス集計表（生徒質問紙ー教科）全国、質問（５）より筆者がグラフを作成
※国語の平均正答率は69.3%、数学は52.0%

生の平日のゲーム時間別の、国語・数学の平均正答率を示しています（同調査では休日のゲーム時間は聞いていません）。

この調査の全体の平均正答率は国語69・3%、数学52・0%でした。選択枝別に見ると、ゲームを「全くしない」「1時間未満」の正答率のあいだにはほとんど差がありませんが、1時間以上では、費やす時間が増えるにつれて正答率は下がっています。「全くしない」と「4時間以上」とでは、国語で17・9%、数学で20・2%の差がついています。

同調査において、項目別で国語の平均

正答率の差が15％以上あったのは、ゲーム時間の他に、平日の学習時間（「3時間以上」と「全くしない」のあいだに15・7％の差）、休日の学習時間（「4時間以上」と「全くしない」のあいだに17・2％）、読書は好きですか（「当てはまる」と「当てはまらない」のあいだに15・8％）のみでした。

図表3-5に、同調査での、数学の平均正答率の差が項目別で15％以上あった質問を示しています。平日のゲーム時間と同程度以上の差のある項目です。

私は教育を専門分野としていないのですが、これらの項目と学力差について簡単に考察してみました。㉑㉒学習時間や、⑲学習への態度（わからないところをどうするか）は、学力と直接的な関連があるように思えます。⑰自分と違う意見について考えることにおいては、学習への姿勢と関連し、その先に学力と関係するように思えます。①朝食をきちんと摂取することによって、体のリズムを整える、やる気と集中力を出す、脳にエネルギーを補給することが成績向上に関わっている可能性が指摘されています。

図表3-5 令和4年度全国学力・学習状況調査による数学の平均正答率の差が15%以上の項目

	正答率の最も高い選択枝	正答率の最も低い選択枝	平均正答率の差
① 朝食を毎日食べていますか	している	全くしていない	16.0%
⑤普段（月～金曜日）、1日当たりどのくらいの時間、テレビゲーム（コンピュータゲーム・携帯式のゲーム、携帯電話やスマートフォンを使ったゲームを含む）をしますか	全くしない・1時間より少ない	4時間以上	20.1%
⑥普段（月～金曜日）、1日当たりどれくらいの時間、携帯電話やスマートフォンでSNSや動画視聴などしますか	4時間以上	30分より少ない	19.4%
⑰自分と違う意見について考えるのは楽しいと思いますか	当てはまる	当てはまらない	16.0%
⑲家で学校からの課題で分からないことがあったとき、どのようにしていますか	分からないことはない	分からないことはそのままにしている	28.1%
㉑学校の授業時間以外に普段（月～金曜日）、1日当たりどれくらいの時間、勉強しますか	3時間以上	全くしない	21.7%
㉒土曜日や日曜日など学校が休みの日に、1日当たりどれくらいの時間、勉強しますか	4時間以上	全くしない	25.3%
㉔あなたの家には、およそどれくらい本がありますか（一般の雑誌・新聞・教科書は除く）	501冊以上	0～10冊	19.1%

出典：国立教育政策研究所：令和4年全国学力・学習状況調査結果、クロス集計表(生徒質問紙ー教科）全国の質問1～31より、数学の項目別正答率の差が15%以上のもののみ抜粋
※(　)の中の数字は質問番号

家の蔵書数が多いと、家庭の社会経済的状況（Socio-Economic Status：SES）が高い（よい）傾向にあることが指摘されています。SESの高い家庭の子どもは、習い事の参加率や通塾率がより高く、学力も高い傾向にあることが知られています。

この調査において、それぞれの項目どうしでどのように関連しているかは公表されていないので、平日のゲーム時間の多さが、生徒の学習や学力にどのような影響を与えて、成績を下げているのか、よくわかりません。しかしながら、学力に最も影響しそうな学習時間や学習態度、SESと、ゲーム時間が同程度の関連をしていることは、重く受け止める必要がありそうです。

東北大学の川島隆太教授のグループと仙台市教育委員会の共同研究の結果においても、中学生のスマホの使用時間が長いほど学力は低下しがちであることが報告されています。この研究では、興味深いことに、睡眠時間や学習時間が一致している生徒間においても、スマホの使用時間が長いほど、成績が低下しているということが示されています。つまり、**睡眠や学習に費やす時間が一定であっても、スマホの使用時間の**

長さが成績の低下と関連するということです。

この研究でも、スマホの使用時間の長さによって、なぜ成績が低下したのかという因果関係は証明されていません。私自身は、「ながら勉強」や「スマホ依存による勉強時の集中力の低下」「スマホの使用による疲れ」「それまでの学習時間・内容」などが、成績の低下に影響しているのではないかと考えています。生徒の成績を考えるうえでも、ゲームやスマホの使用時間は重視すべき問題の一つといえるでしょう。

スマホ依存と成績の低下

中東のレバノンの高校生を対象とした調査では、通常使用群の成績平均値（得点が高いほど成績がよい）は13・４点なのに対し、インターネットゲーム障害疑い群では10・５点であったと報告されています。中学生や高校生において、ネットやスマホの依存度が高いと、成績が低下しがちであることが報告されています。

たとえば、日本の某大学の理工学部と社会情報学部3年生の調査では、インターネット依存度テスト20〜29点の（ネット依存度の低い）生徒の進級失敗（単位不足・休学・退学）率は10・5％であったのに対し、同テスト60点以上の（ネット依存度の高い）生徒では29・3％であったと報告されています。

スマホの依存的使用と成績の低下について、どのような因果関係があるのか結論づけられていませんが、スマホの依存的使用と強く関連している睡眠不足や、学習への集中力低下が成績と関連しているのではないかと考えられています。

ゲームへの課金とは？

2019年に行われた小学6年生〜高校1年生を対象とした、1カ月間のオンラインゲーム課金の最高額に関する調査では、「課金したことはない人」が76・1％、「5001〜1万円」の人が1・8％、「1万1〜3万円」の人が1・4％、「3万1〜5

万円」の人が０・４％を占め、男子のほうが女子よりも多くの課金をしている傾向にありました。

昭和～平成初期のころでも、次々とゲームを買ったり、ゲームセンターに長時間入り浸っていれば、１カ月間で数万円を使うことはできたと思います。しかし、この調査で高額のゲーム課金をしている人のうち、そのような課金の仕方をしている人は少ないと思います。そこで、最近のゲーム課金について少し述べます。

「ゲームをプレイする権利を買う」のは、一般に最もよく知られた課金方法です。ファミリーコンピュータなど以前の家庭用ゲームは、ほとんどがこの形式で、一度、ゲーム（ゲームソフトやハード）を買うと、ずっとそのゲームをプレイすることができます。最近でも、ゲームデータの入ったディスクやメモリーカードを買ったり、ダウンロードする権利を買うといった形式のものは多いようです。

また、月単位など定額制でプレイできる権利を買う形式のものもありますし、一定の時間やステージまでのプレイは無料ですが、それ以上プレイする場合にはお金がかかる方式のものもあります。ゲームセンターでも100円などで数分（数十分？）間のアーケードゲームができる権利を買うものや、ゲームコインを買って、それでゲームを楽しむ方式の店が多いと思いますが、ある一定金額を払うとそこにあるゲームは遊び放題といった方式の店もあります。1人でゲームをプレイできる時間には限りがあるので、「ゲームをプレイする権利を買う」ための課金だけで、著しく多額の金額を使ってしまうことはあまりないようです。

「（強い）アイテムやキャラクターなどを得る権利を買う」という課金方式もあります。ゲームをより有利に進めることができる装備（たとえば剣や銃、鎧など）やキャラクターを、課金して買う方式のゲームもあります。ゲームをプレイする権利自体は無料（有料のものもあります）であっても、ある程度課金をしてアイテムやキャラクターを整えないと、ゲームをあまり進められないものや、弱すぎて勝負にならない場合もあります。

問題となりやすいのがガチャという方式です。何のアイテムやキャラクターが当たるか確率で制御されたものもあり（強いものやレアなものは当選確率が低いのが一般的）、ギャンブル的な要素があります。得られる確率の低いレアなアイテムなどを求めて、それが出るまで延々とガチャを回し続けているうちに、多額の課金をしてしまうケースがあるようです。ギャンブルの場合と同様に、それまで外れ続けても「そろそろ当たるはずだ」とか、「これまで大金をつぎ込んだので、何としても当ててやる」など、理性的ではない思考に陥ることもあるようです。また、強いアイテムばかりではなく、かわいい衣装やおしゃれなアクセサリー、かっこいい装備など、キャラクターにおしゃれをさせるという方向性で楽しむ場合もあるようです。

キャッシュレス決済の罠

ゲーム課金の支払い方法はいくつかあります。まず、ゲームソフトやハードを店から買うときには、児童・青少年の場合では、**現金**が用いられることが多いでしょう。

しかし、ダウンロード形式のゲームや、ゲーム内のキャラクターやアイテムなどを得るための課金においては、直接現金を使っての支払いは難しいために、別の方式が使われます。

プリペイドカードでの支払いは、コンビニなどのお店で購入できるカードで、買ったカードの金額内で、スマホのアプリやゲームの課金を支払うことができます。結局現金がないとカードの購入はできないので、過度な課金を防ぎやすい利点があります。

キャリア決済は、スマホなどの契約をしている月額料金と一緒に、スマホのアプリやゲームの課金などを支払うというものです。これも上限額を設定しておくと、一気に多額の課金をしてしまうという事態は避けることができます。しかし、上限額までは使ってしまう可能性があると考えておいたほうがよいでしょう。

クレジットカード払いは、契約しているクレジットカード番号や有効期限を入力して、支払いをするものです。原則として未成年者は自分のクレジットカードをつくれないので、親のものを使うことになります。未成年者がスマホのアプリやゲームの課金、買い物などにクレジットカードを使う都度、親の同意が必要です。しかし、スマホのなかにクレジットカード情報が残ったままだと、子どもにクレジットカード情報を知られてしまい、限度額まで使われてしまう可能性があります。

また、現金であれば、使うと紙幣や硬貨が減る感覚がありますが、キャリア決済やクレジットカード払いなどのキャッシュレス決済では、いくら使ってもお金の減る感覚がありません。歯止めが利きにくくなる一因でしょう。この支払い方式が一番重大なトラブルに発展しがちのようです。

多額の課金の問題点

２０２２年度の独立行政法人国民生活センターによる報告では、契約当事者が小中高校生の、オンラインゲームに関する相談件数は４０２４件で、平均契約購入金額は約33万円であったと発表されています。同年度の契約当事者が小中高校生の商品等の件数のうち、オンラインゲームの占める割合は、小学生の75・1%、中学生の38・3%、高校生の10・1%を占めており、小中高校生すべてにおいて全相談件数のトップを占めていました(なお、他に多いのが健康食品、アダルト情報、脱毛剤、商品一般などでした)。

相談されていないケースも多いと考えられるので、この報告だけでは全体像はつかみきれません。しかし、相談件数のトップを占め、平均が約33万円ときわめて高額であることから、ゲーム課金のシステム自体が、児童・青少年世代にとって問題となりやすい構造を抱えているということでしょう。

なぜ多額の課金をしてしまうのかということですが、受診者でよくあるケースでは、「どうしても欲しいアイテムがあって、取れるまでつい何度もガチャを回してしまった」「オンライン上なので多額の金銭を使っているという感覚が少なかった」などの声を聞きます。後述しますが、子どもの課金トラブルを避けるには、親の予防的対処が有効であると考えられます。

うつ・不安症状との関連

一般に依存は、さまざまな精神状態の悪化と強い関連があり、スマホ依存も同様の関連性があります。次ページの図表3-6は、２０２０年に行われた公立中学1年生のネット依存度別の不安・うつ状態と、勉強以外の目的での平均ネット利用時間を示しています（図表3-1、図表3-2とは別の調査です）。通常使用群よりも依存疑い群のほうが不安・うつ状態が疑われる人の割合は高くなっています。

ところで、依存疑い群では、次ページの図表3-7のように平均で平日4時間以上、休日6時間以上ネットを使っています。ネットの使用は、勉強以外の目的での使用なので、主にコミュニケーションや娯楽などの目的（より楽しい活動）に使用しているのではないかと推測できます（図表1-3＝26ページ）。

つまり、**「より多くの時間量を楽しい活動に費やしているにも関わらず、より不安**

図表3-6　ネット依存度別の不安・うつ状態

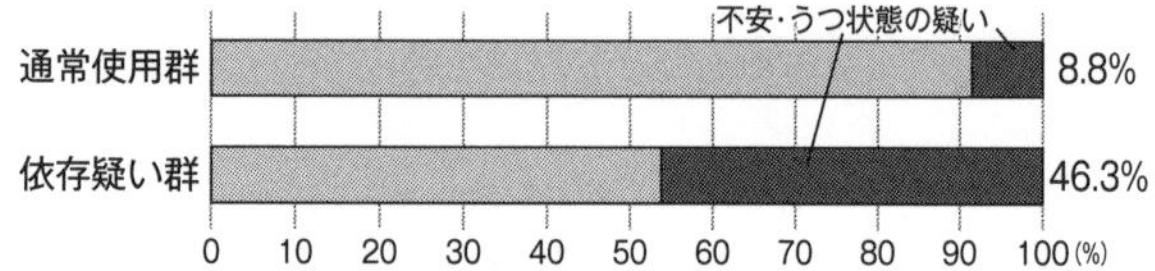

図表3-7　ネット依存度別の平日と休日の（学習以外の目的での）平均ネット使用時間

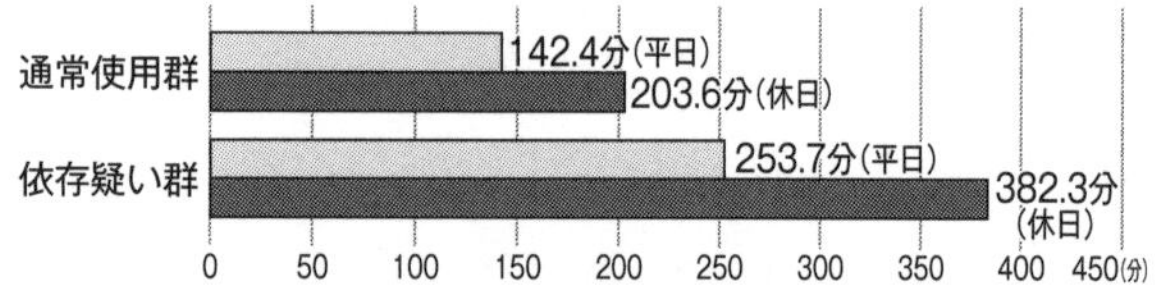

出典：厚生労働科学研究成果データベース：身体的・精神的・社会的に健やかな子どもの発達を促すための切れ目のない保健・医療体制提供のための研究(主任研究者：岡明)：思春期の薬物メディア依存に関する研究2020：2020年の公立中学1年生(1125名)の調査より
※Young博士作成の(インターネット依存)診断質問票で5点以上を依存疑い群、4点以下を通常使用群としている。依存疑い群は全体の約5.5%に相当していた。不安・うつ状態の疑いはKesser-6というスケールで9点以上としている。一部データは新たに解析したものも含まれる

やうつが強い傾向にある」という何ともおかしな現象が起きてしまうのが依存です。一般に、楽しい活動に多くの時間を費やしている人は、そうではない人と比べてより幸福なのではないかと考えるでしょう。しかし、依存の場合には、逆転現象が起きてしまっているのです。

依存疑い群の人たちは、もともと不安やうつ傾向が強いことから、この嫌な気分を紛《まぎ》らわすために、より多くの時間をネットに費やしているのではないかとも考えられます。そ

うだとしても、依存疑い群の人の長時間のネット使用は、不安やうつ傾向の解消にほとんど役に立っていない、もしくは悪化させているとも考えられます。

ネット・スマホ・ゲームの依存的使用と不安・うつ状態、社交不安症状、全般的な精神状態の悪化などとの関連が強いことがよく知られています。社交不安症状とは、人前で注目されるような状況で、強い不安・恐怖・緊張を感じてしまう症状のことです。

精神状態の悪化が先なのか、スマホの依存的使用が先なのか、気になるところです。これについては、うつ状態がスマホ依存に先行している傾向にあったという報告と、逆にスマホ依存がうつ状態に先行している傾向にあったという報告があり、どちらが先なのかは結論が出ていません。私自身は、精神状態の悪さとスマホの依存は相互的に作用しているのではないかと考えています。

注意欠如多動症（ＡＤＨＤ）との関連

注意欠如多動症（Attention Deficit Hyperactivity Disorder：ＡＤＨＤ）とは、12歳以前の段階から、発達水準から見て不相応なレベル（たとえば、現在の年齢は6歳なのに、ＡＤＨＤに関連する分野だけ3歳相応の発達であったなど）で、不注意（ケアレスミスが多い、忘れ物や失くしものが多い、集中力が続かない、計画性がない、整理整頓が苦手など）と、多動性（落ち着きがない、立ち歩くなど）、衝動性（順番が待てない、他の人の話に口を挟むなど）などが持続的に見られ、家庭や学校などの複数の場面において日常生活に困難をきたす状態とされています。神経発達症（発達障害）の一種で、子ども世代の約5％、成人の約2・5％に該当すると報告されています。

ＡＤＨＤやその傾向がある人は、スマホの依存と強い関連性があることが広く知られています。たとえば、２０１６年に行われた調査では、日本の児童精神科に通うＡ

ＤＨＤの診断のついた中学生のうち、インターネット依存度テスト70点以上（ネット依存が疑われるレベル）の人は12・5％に該当したとされています。同２０１６年に行われた中学生を対象とした大規模調査では、同テスト70点以上の人は５・７％であり、ＡＤＨＤを持つ人はネットの依存度が高くなりやすいことが推測できます。

また、韓国の小学４〜６年生の調査では、ＡＤＨＤ傾向の少ない生徒たちは、インターネット依存度テスト50点以上（ネット依存がやや心配なレベル）が３・２％であったのに対し、ＡＤＨＤ傾向の強い生徒たちでは32・７％に該当したと報告されています。

台湾の高雄医学大学のコー氏は、ＡＤＨＤとネット依存との関連性について、

①ネットは一般にレスポンスが早いなどの特徴があり、衝動性の高さのために待つことの苦手なＡＤＨＤを持つ人にとって退屈になりにくい。

②ゲーム好きな人は、ゲーム中には脳内に快楽をもたらす神経伝達物質（ドーパミンなど）が放出されるが、ＡＤＨＤを持つ人は、現実生活での欲求不満をネットで埋

め合わせがちである。
③ＡＤＨＤを持つ人は、その衝動性の高さのために自己制御がより困難なので、いったんネットに依存的になると、自己制御しにくくなる。
④ＡＤＨＤを持つ人は、その症状から現実生活では不適応を起こしやすいが、ネット上では症状が覆い隠される可能性が高くなる。
と考察しています。

ＡＤＨＤは、もともとその人の持っている特性の一種です。人は産まれたあとからスマホを使い始めるので、必ずＡＤＨＤはスマホ依存に先行することとなります。しかし、ＡＤＨＤとスマホ依存との関係性は一方的なもの（ＡＤＨＤがスマホ依存に影響を与えるが、スマホ依存がＡＤＨＤの症状に影響を与えることはない）というわけではなく、双方向的に関連しているという報告もあります。スマホに依存的となることによって、寝不足となったり、不快気分が増すと、ＡＤＨＤの症状である不注意症状や衝動性をより高めてしまう可能性があります。そして、不注意症状や衝動性の高まりが、スマホ依存をさらに進行させ、悪循環を呈しやすくなるのです。

自閉スペクトラム症（ASD）との関連

自閉スペクトラム症（ASD）は、幼少のころからの社会的コミュニケーションの障害、対人的相互反応の障害（表情や身振りなど非言語的なコミュニケーションが苦手など）、行動・興味・活動などが限定的で反復的（一般的には興味の対象になりにくいものへの没頭、習慣へのこだわりなど）を特徴とする神経発達症の一種です。人口全体の1％程度に該当するとされています。

たとえば、2016年に行われた調査（前述のADHDと同じ調査報告です）では、日本の児童精神科に通うASDの診断のついた中学生のうち、インターネット依存度テスト70点以上（ネット依存が疑われるレベル）の人は10・8％に該当したとされています。同年行われた一般の中学生対象の調査では、同テスト70点以上の人は5・7％

であり、ASDを持つ人のほうが、ネット依存度の高い人の割合が大きい傾向にあることが推測できます。実際に医療機関では、スマホに依存的になっているASDもしくはASD傾向の子どもたちが多く見受けられます。

ASDやその傾向を持つ人は、ネットにより親和性が高くなりそうな特徴をいくつか持っています。たとえば、リアルな世界の対人関係においては、相手の表情などを読むなどの、非言語的なコミュニケーションも必要とされることが多いのが実際です。ASDを持つ人は、この非言語的なコミュニケーションを苦手としていることが多いのですが、一方、ネットのチャットでは文字でのやりとりに限定されるので、よりコミュニケーションはとりやすいかもしれません。

また、ASDを持つ人は、外部からの感覚刺激の調整を苦手とし、過剰な刺激に対して慣れを生じにくいという特徴を持ちます。そのために、ASDを持つ人は、他人に触れられるのをひどく嫌がったり、うるさい場面では混乱してしまうことが、リアルの世界ではしばしば発生します。一方、ネットの世界は、自分で刺激のレベルを調節することができます。

しかしながら、ＡＳＤを持つ人のネットの世界への親和性が、どの程度依存的使用につながるのかはわかっていません。また、ＡＳＤとスマホの依存の関連性もまだ結論づけられていないのが実際のところです。

視力などへの影響も懸念

近年、長時間スマホを使っていた人が突然内斜視《ないしゃし》になるといった、いわゆるスマホ斜視が問題になりつつあります。内斜視とは、片方の目が内側に寄る状態で、複視（ものが二重に見える）で発覚することが多いとされています。デジタルデバイスなどの過剰使用との関連性も指摘されています。スマホ斜視は、軽症のうちではすぐに改善しますが、悪化すると徐々に改善しにくくなり、ボトックス注射や手術が必要となる場合もあるとされています。

文部科学省の学校保健統計調査によると、年々近視の生徒は増えており、昭和54年に裸眼視力1・0未満の人は、小学生17・9%、中学生35・2%、高校生53・0%であったのに対し、令和4年では、小学生37・9%、中学生61・2%、高校生71・6%とかなり増加しています。近視は、遺伝的要因に加えて、環境的要因として近業《きんぎょう》（近くのものを長時間見ること）や、屋外活動の少なさが近視のなりやすさに影響しやすいとされています。最近、近視の子どもの割合が急激に増加しているのは、遺伝的要因があまり変化していないとすると、ライフスタイルの変化によるものが大きいと考えられます。

成人の調査では、スマホを見ているときでは、読書をしているときよりも平均視距離が短く、とくに文字が小さいときに平均視距離が短縮していました。小学生と中学生の調査では、タブレットを用いて調べ学習しているときは、教科書を読んでいるときよりも平均視距離が短いことが報告されています（ノートに文字を書いているときのほうが、タブレットで調べ学習をしているときよりもさらに平均視距離が短い）。デジタルデバイスの過度の使用は、眼精疲労やドライアイなどとも関連しています。近年のスマホやタブレットの視聴が、近業の増加に拍車をかけているのは事実でしょう。しかし、スクリーンタイムの長さと近視の増加とのあいだの因果関係は明らかになっていません。とはいえ、子どもたちの近視の予防には、スマホ使用などの近業を減らすこと、大きめのスクリーンを使うなど視距離を長めに保つことや、外遊びの励行は望ましい取り組みだと考えられます。

第４章では、スマホ依存の子どもたちが、実際どのような経過をたどるのか、症例を提示しながら述べていきたいと思います。

第３章のまとめ

▽スマホ依存には「長時間使用」と「多額の課金」の問題が伴いやすい傾向にあります。

▽とくに子どもたちは「長時間使用」の問題を抱えやすく、昼夜逆転、不登校、

成績の低下と強く関連しています。

▽スマホ依存とＡＤＨＤ、うつ、不安症状は関連し、これらは双方向的に影響を与えている可能性があります。

第4章

スマホ依存の実情

第3章では、スマホに依存することによって、さまざまな問題が生じることを述べてきました。この章では、これらの問題が、どのように発生して、広がっていくのかを紹介します（注：以下に提示するケースは、プライバシー保護の観点から特定の個人ではありませんが、典型的なスマホ依存のケースです）。

ケース①12歳男子　ゲーム行動症

Aさんは公立中学校に通う1年生です。両親と3人暮らしをしています。父は会社員をしており、母はパートをしています。

Aさんは、中学2年の2学期に入ってから、週の半分ぐらい学校を休むようになりました。休んだ日には昼前ごろに起きて、携帯ゲーム機で遊んだりスマホを見たりで、深夜どころか早朝まで起きているということから、10月になってしぶしぶ母と一緒に受診しました。

幼少時に発語や発育の遅れはなく、２歳から保育園に通っていましたが、母の記憶では、とくに問題を指摘されたことはなかったようです。小学校時代（普通級）は、授業に集中できなかったり、ときどき宿題を忘れたり、整理整頓が苦手で机まわりが乱雑であったとのことです。クラスの中には数人くらいの友人がいて、成績は平均より少し上ぐらいだったそうです。

Aさんは、小学1年生から携帯ゲーム機でゲームを始めるようになります。当初はそんなに興味をもっていなかったようで、ゲームをせずに友だちと遊んだり、別のおもちゃで遊ぶことも多かったそうです。小学2年生ごろから、モンスターを集めて戦わせるゲームが好きになり、毎日ゲームをするようになります。ゲーム時間は1日1時間までのルールがこのころにつくられます。ときどき、このルールを守らないことはあるものの、おおむね守っていたようです。

小学6年生から、友人に誘われて、一緒にオンラインのシューティングゲームをするようになります。このころからルールの時間を超えてゲームをするようになり、両親が注意をしても聞き入れなくなります。携帯ゲーム機を自室に持ち込んで長時間ゲームをするようになり、深夜まで起きていることが頻回になります。それでも、朝は何とか母に起こされて学校には行っていました。

中学校に入学してからは、テニス部に入部しています。友人との連絡のためということで、自分専用のスマホを買ってもらいます。主に携帯ゲーム機でゲームをし、スマホは友人との連絡や動画視聴などに使っていました。このころには深夜2時過ぎまでゲームをしており、親が再三早く寝るように注意するも、ほとんど状況は変わりませんでした。学校には何とか行っていましたが、授業中は寝てしまうことも多くなっていたようです。嫌な先生の授業では、学校から家に帰ってしまったことも何度かありました。テニス部は楽しかったようで、放課後の練習には休まずに行っていました。夏休みに入ってもテニス部の練習には行っていましたが、それ以外の時間のほとんどは、ゲームをしたり動画を見たりで、早朝まで起きているようになります。

2学期が始まってからも、毎晩深夜3～4時までゲームをして、しばしば朝起きることができなくなります。2学期が始まった当初は、学校を休むのは週1回ぐらいでしたが、9月後半からは週2～3回休むようになります。遅くとも昼には起きるのですが、朝は定時に起きることができなくなると、遅刻して学校に行くのが恥ずかしいと考え、遅刻するよりも欠席することを選択していたとのことです。欠席した日でも、放課後のテニス部の練習には行っていました。

Aさんのケースでは、ゲーム行動症の他に、注意欠如多動症（ADHD）も合併しており（106ページをご参照ください）、ゲーム行動や生活の乱れに影響を与えていると考えられました。そこで、認知行動療法や生活指導などをベースとしたカウンセリングと、ADHDの薬物療法を行いました。しばらくは状況に変わりなかったのですが、次第に起床や睡眠などの生活リズムが改善され、学校をあまり休まなくなります。テニス部の友人たちに支えられたのも大きかったようです。その後、Aさんは無事に高校に入学しました。

ケース②14歳男子　ゲーム行動症

Bさんは、公立中学校に通う2年生です。両親、妹（小学4年生）と4人暮らしをしています。父は会社員を、母はパートをしています。ゲームでうまくいかないと妹に八つ当たりをして暴言を吐き、ときどき暴力をふるう、深夜までゲームをして、週2回ぐらい学校を休むということで、6月に母に連れられて受診しました。

幼少時に発語・発育の遅れはなく、3歳から通っていた幼稚園では、おとなしく一人遊びが好きな傾向にあったものの、とくに大きな問題もなく過ごしていました。嫌いな食べ物は多く、道端などに落ちているネジをよく集めていました。小学校（普通級）に入学後も、おとなしいほうで、一緒に会話や遊ぶ同級生は2～3人程度、とくに大きなトラブルもなく過ごしていたとのことでした。

Bさんは、小学4年生から携帯ゲーム機でゲームを始めます。当初はあまり没頭してプレイするようなゲームもなく、ゲーム時間は1日1時間までのルールも問題なく守っていました。小学5年生の終わりごろから、ロールプレイングゲーム内のアイテムなどを集めることに没頭するようになり、ルールの1時間を過ぎても、親が注意をしても、「あと少しだけ」などといいながら、長時間ゲームをするようになります。学校には休まずに登校していましたが、小学6年生の後半には、それまで行っていた水泳教室や学習塾も行かなくなってしまいます。

中学校に入学してからは、部活には入らず、学校で話せる友人も少なく、やや孤立しがちでした。とくにいじめなどはなかったとのことでした。家ではほとんどゲームをして過ごし、成績は小学校のころよりもかなり低下してしまいました。ゲームに熱中して深夜の1~2時ごろに寝る毎日でしたが、中学1年の2学期までは休まずに学校に行っていました。

しかし、3学期に入ってからは、あまりにもゲームをしているのを見かねた母と口論となり、口論をした次の日は学校に行かないことが何度かありました。その後は、母も気をつけて口論にならないようにしたのですが、今度は、単に朝起きることができなくて、週1～2回程度休むようになります。

それまでも、ときどき妹との兄弟げんかはあったのですが、このころからはゲーム中にうまくいかないことがあると、（妹はゲームに参加していないのに）イライラして妹のせいにして暴言を吐いたり、妹の（別の）遊びを妨害する、妹をたたくなど暴力をふるうこともありました。中学2年生になってからも状況は変わらず、深夜までのゲームもエスカレートしがちで、学校を欠席することも多くなりつつありました。

このケースでは、ゲーム行動症の他に、自閉スペクトラム症（ＡＳＤ）の傾向があると考えられました。生活指導を中心としたカウンセリングとともに、気分が落ち着き少し眠くなる作用のある薬を服用してもらいました。家にいるときにはゲームばかりしているのは変わりませんでしたが、夜は23時前に寝るようになりました。イライラや妹とのトラブルも少なくなり、あまり学校を休まなくなりました。

ケース③14歳女子　ＳＮＳの依存的使用（ネット依存症）

Ｃさんは、私立中学校に通う中学2年生です。両親と3人暮らしをしています。父は会社員をしており、母は専業主婦をしています。

中学2年生になってから、好きな男性タレント（アイドル）のＳＮＳや、それに関連したネット情報の検索、ファンなどのＳＮＳの視聴を深夜までしており、週2回ぐらい学校を休んでしまうということで、7月になって両親とともに受診しました。

幼少時に発語・発育の遅れはなく、3歳から通っていた幼稚園ではおとなしいほうだったとのことですが、とくに大きな問題はなく過ごしていたようです。小学校に入ってからも、おとなしいほうで、一緒に会話をしたり、遊ぶ同級生は2〜3人程度だったとのことです。体育は苦手なほうでしたが、その他の学校の成績はよいほうでした。家にゲーム機はあったものの、ときどき遊ぶ程度で、とくに没頭することはありませんでした。タブレット機器もあり、情報検索や動画視聴などに使っていましたが、使い方に問題はありませんでした。

小学5年生から、中学受験塾に通い、ある私立中学に合格、入学します。中学校入学を機に自分専用のスマホを買ってもらいます。部活には入りませんでしたが、とくに大きな問題もなく学校生活を送っていました。

しかし、中学1年生の秋ごろから、ある男性タレントに注目するようになります。スマホでそのタレントの情報検索をしたり、グッズを買ったりするようになります。長期休みのときには、親同伴でイベントにも参加しました（いわゆる推し活です）。

中学2年生の1学期に入り、それらがエスカレートしていき、貯めていたお年玉の多くをグッズに散財し、また深夜の3～4時までさまざまな情報検索や他のファンたちのSNSを、スマホで強迫的に見続けるようになります。いつSNSが更新されるかわからないので、深夜まで検索し続けてしまうとのことでした。

両親が早く寝るように注意をするも、まったく聞き入れず、夜中だけ両親がスマホを預かることを提案するも、強く拒否されてしまいます。深夜まで起きているので、朝は自力で起床することができなくなってしまいました。親が何とか起こして、学校まで車で送ることもありましたが、どうしても起きることができなくて、結局、週に2回ぐらいは昼過ぎまで寝続けてしまいます。

このケースは、ネットへの依存というよりも、推し活（男性タレントなど）への依存ともいうべきかもしれません。強迫症状を和らげる薬を処方しましたが、ほとんど服用していなかったようです。親御さんは定期的に相談に来ていましたが、本人はときどきカウンセリングに来る程度でした。推し活も続け、深夜までのＳＮＳ視聴や、学校の遅刻・欠席、多額のグッズなどの購入などの問題も続いていましたが、それなりに折り合いをつけ、高校に進学しています。

ケース④15歳男子　ゲーム行動症

いままでのケースではある程度登校していましたが、まったく登校できなくなってしまうケースもあります。

Dさんは公立中学校に通う3年生です。両親と小学6年生の弟と、小学4年生の妹の5人暮らしをしています。父は会社員で地方に単身赴任しており（家を空けることが多い）、母は週3回ほどパートをしています。

中学2年の3学期に入ってから、まったく学校に行かなくなり、深夜まで起きて携帯ゲーム機やスマホを触り続け、昼ごろまで寝ているとのことで、6月になって両親とともに受診しました。

幼少時に発語や発育の遅れはなく、3歳から通っていた幼稚園では、おとなしいほうでしたが、普通に友だちとも遊び、とくに問題を指摘されることもなく過ごしていました。

小学校でも、おとなしいほうでしたが、クラスの中に数人は会話をしたり、一緒に遊ぶ友人がおり、成績も良好だったとのことです。

Dさんは小学1年生から携帯ゲーム機でゲームを始めるようになります。ゲーム時間は、当初は1日30分まで、その後は1時間までのルールがあり、おおむね守って遊んでいました。

中学校に入ってからは、卓球部に入部、クラス内でも数人と会話をしたり、遊ぶ友だちがおり、成績も上位のほうと大きな問題もなく過ごしていました。ただ、友だちにときどき容姿などをからかわれることがあり、気にしていることもあったようです。このころは、モンスターを収集するゲームなどを、1日2~3時間ほどやっていましたが、生活に大きな影響が出るほどでもありませんでした。

中学2年生の秋ごろに、発熱を伴う風邪をひいてしまい、2週間ほど学校を休んでしまいます。当初はひどく具合が悪かったので、あまりゲームをしていなかったようですが、少し体調が戻ってくると、することがないためか、深夜まで起きてゲームをし、早朝から夕方まで寝る、いわゆる昼夜逆転の生活となります。

風邪が治ってからも、朝はなかなか起きることができず、頭痛やだるさなどを訴えて、しばしば学校を休むようになります。単身赴任をしている父が家に戻ってくる数日間は何とか学校に行くものの、父が単身赴任に戻ると学校を休むようになります。中学3年生になると、ほとんど学校に行かなくなってしまいます。

このケースでは、生活を整えるための短期入院やデイケア参加、認知行動療法や生活指導に関するカウンセリングを行いました。その結果、生活リズムが整い、登校できるようになりました。修学旅行にも行き、無事に全日制高校に入学します。

しかし、高校では同級生にからかわれる、雰囲気が合わないなどからストレスを抱えていたようです。高校1年生の6月ごろから、深夜までゲームをして、朝起きることができなくなります。やがて、まったく高校に行かなくなってしまいます。

その後は、デイケア（病院やクリニックなどで行われる、通院患者さんのリハビリテーション）の通所をしつつ、通信制高校へ転校します。そこでは動画視聴やレポート提出などの課題や、年に何度かのスクーリングはあったものの、空き時間も多かったために、飲食店でアルバイトをするようになります。アルバイトには必ず行かなくてはならないという意識が強かったようで、遅刻・欠勤はほとんどしなかったとのことです。空いている時間はゲームや、ゲーム関連の動画を見ていることが多かったのですが、課題やスクーリングもこなし、高校の単位もきちんと取っていました。

就寝時刻の遅延からの生活の乱れ

ケース①〜④までについて、少し考察をしてみたいと思います。

ここに取り上げたすべてのケースにおいて、スマホ（不登校やひきこもりがちとなると、スマホよりも画面が大きく使い勝手のよい機器を使う傾向にあるように思えます）によるネットやゲームなどの問題が深刻化してくると、似たような生活になっています。

未成年者の受診者の場合では、就寝時刻の遅延→昼夜逆転→（学校の）遅刻・欠席の増加→さらなるスマホの時間の増加というパターンに陥ってしまう人は非常に多いようです。スマホを使い始めるのは、幼児〜小学校低学年の場合が多いようですが、小学校高学年〜中学生ぐらいから問題が大きくなるケースが多いようです（小学校低学年から問題化するケースもあります）。

就寝時刻の遅延は、夜中のほうが多くの人がゲームなどに参加するので盛り上がるという面もありますし、睡眠をとらなくてはと思っていても、スマホに依存しているために、なかなかやめられないということもあるでしょう。

スマホの依存的使用が、昼夜逆転傾向を経て、遅刻欠席の増加につながる場合もあれば、学校などでのストレス・不適応が発端になる場合もあります。これらは相互的に悪影響を与えあっていることも多く（たとえば、学校でのストレスが高まると、さらにストレス解消のために逃避的にスマホの使用時間が増える、スマホの時間が増えて生活が乱れると、学校生活もますます適応し難くなる）、どちらだけが原因であると決めることができない場合も多いようです。

ここで取り上げたケースには、大きなネット・ゲームの課金問題はありませんでしたが、何十万～何百万円の課金問題を伴う場合もあります。

発達症がクローズアップされることも

ケース①②では、ＡＤＨＤやＡＳＤの傾向がありました。発達症やその傾向を合併していると、ネット・ゲームの依存的使用がより悪化しやすい傾向にあると考えられます。合併症はうつ・不安状態のこともあります。なお、ケース①②では、幼少時は発達症の症状は大きな問題になることなく経過していたようです。

前述（１０６ページ～）のとおり、ネットやゲームとＡＤＨＤやＡＳＤとの親和性は高いと考えられます。それまで大きな問題行動もなく過ごしてきた、ＡＤＨＤやＡＳＤの傾向のある子どもたちが、ネットやゲームに触れることによって、これらの症状

・影響が色濃く出ることもあるようです。

第5章では、スマホ依存になってしまった子どもたちに、どのように対処していくのか述べていきたいと思います。

第4章のまとめ

▽就寝時刻の遅延から問題が深刻化するケースは多いようです。

▽スマホの依存的使用と、学校などでのストレスは、相互的に悪影響を与えると考えられます。

▽スマホの問題によって、それまであまり問題とならなかった発達症がクローズアップされることがあります。

第5章

スマホ依存からの回復

依存物をやめるのか、減らすのか

依存しやすい物質や行為（依存物＝アルコール、タバコ、覚せい剤、ギャンブル、スマホなど）にはさまざまなものがあり、依存物の数だけ依存・依存症があります。これらの依存症からの回復を考えるときに、それまでコントロールをして使うことができなかった依存物と、どのようにつきあっていくかというのが問題となります。

回復のためにベストなのは、**依存物の使用をずっと「やめ続ける」**ことです。一般的に、依存物を断ち続けると、依存物への欲求が少しずつ減っていきます。もちろん依存物への欲求がゼロになることはないですし、ストレスがかかったときや不快な気分になったとき、周りに依存物が存在するときなどには、また依存物を使いたいという欲求が一時的に高まります。しかし、長いあいだ依存物を断っていると、次第に普段の日常生活上は依存物への欲求を感じなくなってきます。

一方で、依存物の使用を「減らす」のはどうでしょうか。依存物を少しでも使い続けると、依存物への欲求がなかなか減りません。対象となっている依存物を使ってい ないときに不快な気分になりやすく、それを解消するためにまた依存物を使いたくなります。延々と続くこの不快な気分を我慢し続けるのは、とても大変なことです。

しばらくのあいだ（たとえば3カ月ほど）、依存物の使用をやめ続けたあとに、また依存物を少しずつ使う（再使用する）のはどうでしょうか。実は、これもうまくいかない場合が多いのです。簡単に述べると、一度依存・依存症になると、死ぬまで脳が依存物の味を覚えている状態となります。しばらくのあいだ（それが何十年間であっても）依存物をやめ続けていても、早い段階で依存・依存症に戻ります。これを「再発準備性が高い」といいます。

たとえば、アルコール依存症の場合、毎日ストロングチューハイを6缶ずつ飲んでいた人が、3缶に減らそうとしても、なかなか減らし続けられずに、しばらくすると6缶に戻ってしまうとか、3カ月間入院して禁酒していても、退院後にチューハイを

1缶飲むと、2カ月後には6缶に戻っているといった具合です。

アルコール依存症の人が、酒をやめ続けることは簡単なことではありません。しかし、酒を減らし続ける、もしくはしばらくやめた後に酒を減らして飲み続けるよりも、酒をやめ続けるほうが、大分簡単です。この法則は他の依存性薬物やタバコ、ギャンブルなどにもあてはまります。

それゆえに、アルコール、薬物、タバコ、ギャンブルなどの依存・依存症の一般的な治療目標は、原則として依存物をやめ続けることです。これはスマホ（ネット機器全般）の依存においても、依存からの回復だけを第一に考えるのであれば、スマホの使用をやめ続けるのがベストということになります。

スマホをやめることができるのか

ネットが一般に普及しはじめたのは、1990年代のことです。わずか30年前にはネットのない生活をしていたのです。江戸時代や縄文時代の生活に戻るわけではないので、ネットなしの社会でも、われわれはなんとか生活していけるでしょう。

では、周りの人はネットを使っているけれども、1人だけネットをやめるというのはどうでしょうか。これはけっこう難しいことだと思います。学校や友人からの連絡はＬＩＮＥなどのアプリが用いられることが多いですし、学校によってはタブレットやパソコンを使って授業をし、課題を提出します。課題の調べものをネットですることもあります。1人だけネット断ち、スマホ断ちをするのはかなり難しいことでしょう。

では、ゲームのほうはどうでしょうか。ゲームはほとんど娯楽目的にしか用いられないので、生活必需品とまではいえません。理論上はやめることは可能です。では、周りの人はゲームをしているけれども、1人だけゲームをやめるのはどうでしょうか。

これもなかなか難しいことです。近くに依存物が存在したり、依存物を使う人がいると、依存症の人は依存物を使いたくなってしまいます。たとえば、アルコール依存症でしばらく酒をやめている人でも、暑いなか電車の座席の隣に座った人がキンキンに冷えた缶ビールを飲むのを見たら、つい飲酒をしたくなってしまうでしょう。または、家の冷蔵庫に冷えたチューハイが入っていると、飲みたい気持ちが湧いてきて、そのまま飲んでしまうこともあります。依存症の人は、身近に依存物があると、その刺激で依存物への欲求が一時的に高まることはよくあるのです。

ゲームに依存的になったから、1人だけゲームをやめるのはどうでしょうか。ゲームに依存的になっている子どもの周りには、好んでゲームをしている友だちが多い可能性が高いでしょうし、そうすると友だち同士の会話にはゲームのことがよく出てくるでしょう。日常生活にはゲームが身近にありすぎて、ゲーム刺激だらけなのです。

頻回のゲーム刺激は、ゲームに依存的な人のゲームへの欲求を容赦なく高めてしまいます。さらに、放課後には友だちと（オンライン上で）一緒にゲームで遊んでいたのが、遊べなくなってしまうという事態も起こりえます。楽しみにしていた遊びが消滅することは、子どもたちにとってかなり苦痛なことでしょう。しかも子どもたちは周りの友人などの影響を受けやすい世代です。大人のように友だちと自分は別だ、と割り切ることはなかなかできません。依存があろうとなかろうと、友人が使っていれば、どうしても自分も使いたくなるものです（大人でもそのようなことはよくあることです）。

多くの人がスマホ（ネットやゲーム）を使っている中で、1人だけやめるのは困難をきわめるというのが、スマホ依存の手ごわさの一つなのです。

スマホをやめるのか、減らすのか

アルコールなどの依存症では、医療関係者は酒をやめ続けるのが最善であることを説明します。しかし、依存症者本人が酒をやめる、もしくはやめ続けることを望まず、酒を減らすことを望む場合があります。医療者と本人の意見が根本的に対立したままだと、治療に進むことができないので、とりあえず酒を減らすことを目標として治療を開始することがあります。

スマホの場合では、スマホ依存の子どもたちは、スマホの「適切な使用」を望んでいることが多く、医療関係者は、スマホをやめることや、やめ続けることを強要することはできません。

ここまでをまとめると、「スマホは生活に必要」「周りの人の多くがスマホを使っていて、1人だけやめるのが難しい」「本人がスマホをやめることではなく、適切な使用を望んでいる」などの理由から、スマホ依存症の治療目標は、**スマホを「適切に使うこと」**を目標とすることが多いのです。

お気づきの方もいるかもしれませんが、この項目のタイトルは「スマホをやめるのか、減らすのか」です。「スマホを減らすこと」が目標ではないのかと思ったことでしょう。スマホ依存の子どもたちは、学校に行く、勉強をするなどの必要性があるのは理解できるけど、できればスマホの使用時間を減らしたくない、と思っていることが多いのです。

スマホの使用時間を減らしただけでは、子どもたちにとってメリットは感じられません。その先の、学校に行けるなどの生活や行動の変化にこそ意味があります。それゆえに、スマホを**「適切に使うこと」**や**「生活を改善すること」**が当面の目標となることが多いのです。

成人には自己決定・自己責任の原則がある

アルコール、タバコ、ギャンブルをする人は（依存症の人も依存症ではない人も）、これらの依存物とどうつきあうかを原則として自分自身で決めなくてはなりません。そして自己決定した結果に対して、自分で責任をとる必要があります。違法薬物は法的に使用が禁止されていますが、それでもどうつきあうかは本人次第です（所持したり、使うと捕まります）。

医療者から見ると、少なくとも依存症を抱えている人は、該当する依存物を使うことは望ましくありません。しかし、依存症だからといって、違法薬物や違法ギャンブル以外の依存物の使用を法的に禁止することはできません。では、依存症を抱えている本人の意思に反して、誰かが依存物を使用することを禁止にすると、どうなるのでしょうか。

たとえば、20歳以上のアルコール依存症の人の場合を考えてみます。誰かに飲酒を禁止された場合、何となく飲酒をあきらめてくれるかもしれません。しかし、アルコール依存症の人にとって、飲酒をやめるのも我慢が必要ですし、飲酒をやめ続けるのも我慢が必要です。

自分のためと思えば、何とか飲酒をしないで我慢することができるかもしれません。しかし、誰かに我慢させられていると思うと、我慢する意欲はかなり落ちてしまうでしょう。酒はいつでもどこでも購入することができます。他者に飲酒を禁止させられても、まったく飲酒を我慢しなかったり、隠れて飲酒していれば意味がありません。自己決定権のある（20歳以上の）成人に、他者が飲酒をどうするか決めても、あまり意味がないことなのです。

成人では、飲酒するという自己決定に対して、自己責任を取らなくてはなりません。飲酒によって肝機能障害が悪化したときの医療費の支払いも、仕事を休んで収入が減るのも自己責任です。飲酒による不都合な出来事を自己責任で処理するのは嫌なので、酒をやめよう、もしくは減らそうと考えるのです。成人においては、アルコール以外の依存症でも同様に自己決定・自己責任の原則があり、スマホ依存でも同様です。

したがって、成人の場合では、依存症を抱えている人が依存物とどのようにつきあうのかは、自分自身で決めてもらう必要があり、周りの人はその決定を援助するという形が望ましいのです。

未成年者ゆえの難しさ

成人の依存症を抱えている人では、依存物とのつきあい方の選択は自己決定すべきということは前述のとおりです。一方、スマホ依存の人の多くが未成年者です。未成年者は未成熟とみなされるので、自己決定権も不完全ですし、自己決定したことに対してすべて自己責任というわけでもありません。乳幼児であれば、親がほぼ決定して責任を持つイメージですし、児童・青少年では自己決定権も自己責任もあいまいです。

成人の場合は、アルコールやタバコ、合法なギャンブルを使うかどうかは自己決定します。成人ではこれらのリスクについて教育をされている、もしくは自分で調べられるので、自己決定の判断ができるとみなされているということです（実際には成人でも、依存物のリスクを十分知っているかどうかは微妙なことが多いでしょうけれども）。

一方で、多くの場合で、幼児・児童世代からスマホ（ネットやゲーム）を始めます。ほとんどの幼児や児童が、スマホの依存リスクについてほとんど教育されていませんし、自分で調べることもないでしょう。気づいたときには、スマホを使っている状態になっており、場合によってはスマホ依存に陥っているわけです。これでは自己決定しているとはいえません。

では、スマホ依存になった場合の悪影響の責任はどうなるのでしょうか。未成年のあいだは親に管理・養育の義務があるので、親の責任にもなります（もちろん本人も責任を負います）。しかし、最終的に成人以降は、スマホ依存による悪影響は本人の責任に帰結します。スマホがいくら世間一般に流布し、その利便性を享受しているとはいえ、子どもたちが自己決定なしに自己責任だけを負わされるのは、理不尽な気がします。

では、子どもたちにスマホを使わせるかどうかは、最終的には親が決定したことなので、親がすべて責任を取るべきなのかというと、そうではないと思います。現代では、ほとんどが児童世代からスマホを使っており、依存リスクを考えて、わが子だけ使わせないのは、スマホを使用させようとするさまざまなプレッシャーに耐える必要があります。それに耐えきることはきわめて困難でしょう。世の中が、親に対して、子どもたちにスマホを使わせるようにとても強いプレッシャーをかけておいて、いざ子どもがスマホ依存になったら、「親の責任だ」というのは、とても理不尽な話です。

本来、依存物は、自己決定できる大人が自己責任の下に使うものです。未成年者が依存物であるスマホを使う必要があるのであれば、世の中全体で、子どものスマホ依存を予防し、スマホ依存の子どもたちの回復、そして悩む親たちを支援する新しい枠組みが必要になると思います。

難攻不落の城を攻め落とすには

ここからは、スマホ依存に実際どのようにアプローチするかを述べていきます。前述のとおり、依存症の人が依存物を減らしながら使い続けることはかなり難易度の高いことであり、これは子どもたちのスマホ依存でも同様です。

ところで、戦国時代に武将たちが、正面から攻めても味方に損害の出そうな、いわゆる難攻不落の城を攻め落とすときに、どうしていたでしょうか。そのまま（損害を覚悟して）正面攻撃をすることもあったでしょう。しかし、有名武将といわれる人たちは、被害の多い正面攻撃よりも、側面攻撃（他の周りの城を攻略して補給線を断つ、謀略で城の武将を寝返らせる、偽りの和議を結んで後から攻めるなど）を選択しています。

子どもたちのスマホ依存でも、スマホを適切に使うように働きかける、スマホ時間を減らすように働きかけるという正面攻撃的なアプローチは限界となってしまう場合があります。また、正面攻撃的なアプローチをしていたものの、限界となり、かえってスマホ依存が重症化しているという場合も多いようです。

そのようなときには、正面攻撃の他に側面攻撃を考えたほうがよいでしょう（ただし、子どもが相手なので、謀略や偽りは不適切です）。主な医療的な側面攻撃には、「合併症の治療」「他の活動の推奨」などがあります。スマホ依存に対して、正面攻撃と側面攻撃のうち、できることを選択していきます。

心理・精神療法

まず医療的なアプローチについて述べていきたいと思います。スマホ依存に対して最もよく行われる治療は、心理・精神療法です。この心理・精神療法にはさまざまな種類があります。スマホ依存に関する報告が多いのが、認知行動療法です。

認知行動療法は、大まかにいうと、依存に関するいままでの依存行動や認識を振り返り（不適切だと自覚したのなら修正の手掛かりとします）、今後に適切な行動をとれるような方法を考えていく心理療法です。依存症の治療では、この認知行動療法をベースとした治療が多く行われており、スマホ依存に対しても応用されています。

心理・精神療法は、心理士などとマンツーマンで行われる場合も（個人療法）、同じようなスマホ依存を抱えている数人と、医療関係者が一緒に行う場合もあります（集団療法）。個人療法は、他の参加者に気兼ねなく参加できる利点があります。集団療法は、他の同様のスマホ依存の問題を抱えている参加者の考え方や回復の様子を、生の声で聴くことができるという利点があります。

認知行動療法をはじめとする心理・精神療法が、スマホ依存からの回復に有効であったという報告は数多くあります。ただし、心理・精神療法は、手術や薬物療法のように、物理的・化学的に身体内部の病巣を除去したり、変化させる治療ではありません。それでも、ある程度の期間を経て、徐々に考え方や行動に変化することを望むことができます。

アルコール・薬物・ギャンブル依存などでは、それぞれの依存症を抱え、回復をめざす人々が集まって、グループをつくっています(自助グループ)。自助グループは、ミーティングを通じて自己の体験を語り、他の参加者の話を聴くことによって、自己洞察を深め、参加者同士で励ましあい、依存症からの回復をめざしていきます。集団心理療法に類似した効果が期待できるでしょう。ネット・ゲーム依存でもいくつかの自助グループが存在するようです。

薬物療法

合併する精神疾患や神経発達症に対しては、薬物療法が選択されることがあります。

スマホ依存に対する側面攻撃に相当するものです。たとえば、ネット依存にADHDやうつ病を合併している場合に、薬物療法が有効であったという報告がいくつかあります。精神状態が改善すると、スマホを適切に使う方向への余力ができるということなのでしょう。

先ほどの心理・精神療法と薬物療法を組み合わせると、薬物療法単独で行われるよりも、ネット依存の改善により効果的であったという報告があります。

デイケア・入院・治療キャンプ

家では、スマホだけでなくスマホより快適にネット・ゲームができる機器が使えるため、スマホに依存している子どもたちにとって、その呪縛から逃れられないことが多々あります。つまり、家の中では依存物であるスマホのアクセスがよすぎるので、また家族以外の人の目もないので、スマホへの抑止も利きにくくなります。結果として依存度が高まりやすい環境になります。しかし、不登校状態が続いて学校に行くことも難しいし、フリースクールなど、他の外出先も設定できない場合もあります。

多くの精神科病院やクリニックでは、日中に通院患者さんが集まって、リハビリテーションを目的に、さまざまな活動（調理、カラオケ、創作活動、スポーツなど）をしています（デイケア）。児童・青少年専門のデイケアは多くはないのですが、参加することによって、スマホから一定の時間離れることもできますし、外出のよい機会にもなります。生活を整えたり、活動の幅を広げるなどの効果を見込めると思われます。

昼夜逆転などの生活の乱れが著しく、社会的な活動がほとんど損なわれているような状況である場合には、入院をして生活を整えるのも選択肢に入ると思われます。入院環境では、家よりはスマホのネットデバイスの制限がしやすいと考えられます（スマホを持ち込まないで入院することも可能ですし、本人の同意があれば、夜中だけ看護師にスマホを預かってもらうなど、時間制限もできるでしょう）。また多くの病院で、日中は作業療法や運動療法などのプログラムが行われています。家よりは、スマホのネット機器漬けの生活は避けられる可能性が高いでしょう。

いくつかの県では、スマホの依存的使用からの脱却の手掛かりを探る目的などで、治療キャンプが行われています（コロナ禍で一時中断になっていました）。私も以前勤務していた久里浜医療センターと国立青少年教育振興機構が主催して、スマホに依存的な十数人の青少年が、青少年交流の家などで8泊9日の治療キャンプを行っていました。その間はスマホの持ち込みは禁止されており、青少年交流の家のスタッフ、ボランティアの大学生、医療スタッフなどが携わり、野外調理やハイキング、アスレチック、魚釣りなどのアクティビティと、ネット依存などに関する集団・個人心理療法、講義などが行われました。一時的にせよ、スマホから離れて自然豊かな環境での生活を送ることにより、その後の多くの人の生活によい変化がみられました。

医療機関以外でも、生活を整えるアプローチを得意としているところに参加してみるのは、スマホ依存の改善に有用だと考えられます。

意見の一致しているところからアプローチ

いままでは医療機関などで行われる治療的アプローチについて述べてきました。一方で、子どもたちと最も多くの時間を接しているのが家族です。家族からのアプローチは非常に重要です。ここではスマホに依存している子どもに、家族ができそうないくつかのアプローチを述べていきたいと思います。

スマホに依存している子どもたちに向かって、親がいきなり「スマホをやめろ」「スマホ時間を減らせ」と迫っても、子どもたちの抵抗が強くなってしまい、徒労に終わることが多いようです。またそれが一因となって親子関係が悪化すると、さらにそれが子どもたちにとってのストレス因となり、ますますスマホの依存度が高くなる可能性があります。

子どもたちが「スマホをやめたい」「スマホの時間を減らしたい」と強く考えてい

ると、このアプローチでもうまくいく場合もあると思いますが、そうは思っていない場合も多いのです。

もしくは、子どもたちはスマホ時間を減らしたいと思っていても、思春期以降では、そのために親から何らかの制約を受けたり、強制されたりということには抵抗しがちです。

スマホの使用をどうするかという点において、使用を減らしたい（やめたい）親と、減らしたい、もしくは減らすために親から何らかの制約や強制を受けるべきとは考えていない子どもたちの意見は、相違してしまうことが多いのです。

しかし、子どもたちは何も考えずに、ひたすらスマホに没頭しているのかというとそうではなく、内心では「学校に行けたらよい」「○○高校に行きたい」「単位を取って高校を卒業したい」「将来○○をしたい」などの目標や希望を持っていることがほとんどです。そして、これらの子どもの目標や希望を応援したいと思っている親も多いはずです。

もちろんこれらの目標や希望を達成するためには、スマホの使用法を変えることが重要です。そのためには、意見が相違しているところよりも、意見が一致しているところを議論の中心に持ってきたほうが建設的です。親たちは「スマホをどうする」ということで子どもとかみ合わない議論をするより、子どもたちの目標や希望を達成するためにはどうするのか、ということを議論し、今後の方向性を模索していくほうがよいと思います。

ある程度即時的な成功体験・報酬が必要

子どもたちの、「学校に行けたらよい」「〇〇高校に行きたい」「単位を取って高校を卒業したい」「将来〇〇をしたい」という目標は、そう簡単にかなえられるものばかりではありません。とくに学業的な目標は、年単位の持続的な努力が必要なことが多いでしょう。たとえば、高校を卒業するまでに3年（以上）も学校に通い続け、数多くの講義を受け、課題をこなし、試験を受け、多数の単位を取る必要があります。

人は、成功体験を得るのがひどく大変だったり、得られる報酬があまりに遠い先である場合には、挫折してしまうことがよくあります。一般に学業の習得は、成功（体験）に多大な努力を要し、得られる報酬が遠い先である傾向にあります。

スマホに依存している子どもたちの多くは、リアルな世界での成功体験や報酬に乏しい状態が続いています。一方で、ネットやゲームの世界では、比較的即時的な成功報酬を得やすい特徴があります。SNSなどでは、ちょっとよいことをつぶやけば、多くの人から「いいね」をもらえることがありますし、ゲームでもよいプレイをすれば仲間から称賛されることもあるでしょう。これらは一般的に何年もの努力を必要としません。リアルの世界での成功体験や報酬が乏しければ、ネットやゲームの世界に逃避したがるのは、ある意味必然です。

スマホに依存している子どもたちには、リアルの世界においても、ある程度即時性のある成功体験や報酬が必要であるということです。しかし、ほとんどの場合では学業ではこれらを得にくい状況となっているので、別の設定をする必要があります。

アルバイトや家事がお勧め

高校生以降の年齢の人にお勧めなのはアルバイトです。朝起きることができない人であっても、昼以降や夕方の時間でもできますし、何よりも1カ月ほど働くと、何万円かもらうことができます。高校生にとっては2〜3万円でも大金です。さらにアルバイト先でのコミュニケーションは、学校よりも単純なことがほとんどです。

高校生（世代）はアルバイト先では一番下でしょうから、基本的に上司の指示することを聞くだけです。仕事に行ってお金をもらうのが目的なので、休み時間に絶対に会話に混ざらなければいけないということもないでしょう。コミュニケーションに多少苦手感のあるような子どもたちでも問題のない職場は多いものです。

仕事内容も、高校などで習う難解な方程式や、長くややこしい英文に比べたら単純なことがほとんどなので、まったく理解できないことも少ないでしょう。アルバイト先の先輩の話は、(年の離れた)親の説教よりも耳に入ってくることが多いものです。今後の人生の方向付けに影響を与えることもあるといいます。アルバイトは、学業よりもよほど即時的な成功体験や報酬が得やすく、リアルの世界での自信や貴重な経験につながりやすいので、お勧めです。

とくに、スマホに依存的になって学校にほとんど行かないような状態が続いているような場合には、親から子どもに、アルバイトをして自分のお小遣いは自分で賄うことや、ゲーム機器などを自分で購入するように勧めてみてもよいかもしれません、**中学生以下の年齢の子どもや、高校生以降の年齢の人でアルバイトに向かない場合には、家事をしてもらう**ことがお勧めです。家事よりもアルバイトのほうが、より多額の報酬を得られる場合が多いですし、社会勉強になるのでよりお勧めです、しかし、中学生以下ではアルバイトはできませんし、高校生以降の世代でも、外に出ること自体が苦痛(できない)で、アルバイトに行くことができない、などの状態にある人もいます。そのようなときには家事をしてもらって、親がその分の報酬を支払うのもよいでしょう。

ここで重要なのは、報酬の支払い方です。報酬は、親からの感謝の言葉でもよいのですが、やはり目に見えて数字に表れるもの（要するにお金）のほうがより効果的でしょう。報酬（お金）も、家事の対価として見える形である必要があります。何となく家の掃除をしてくれるから、ひと月に５０００円というようなスタイルだと、いつのまにかその５０００円は単にお小遣いの意味合いになってしまうことがあります。親にとって面倒でも、ふろ掃除１回につき○円、買い物１回につき△円、夕食の手伝い×円のように細かく設定したほうがよりよいと思います。家事をして支えてくれる人がいるから、家族は外で仕事をして稼いでくることができるのです。家事には間接的な社会参加の意味合いがあります。十分なねぎらいの言葉も必要でしょう。

しかし、家事をしてもらえないとか、続かない場合もあります。とくに、スマホ依存の子どもたちがお金にあまり困っていない場合です。これは子どもたちがお金をほとんど使わない（実際には食事にも電気にもお金がかかっているのですが）場合もありますし、すでにお金をたくさん持っている場合もあります。スマホのネット機器やゲーム機器は、一度買うと数年は陳腐化せずに使うことができます。無料のゲームやアプリはいくらでもあるので、これらにもお金をかけずに楽しむことができます。親子のあいだなので、家事をしなくても、必要に応じてお小遣いを与えられるので、結果として家事による報酬は不要になってしまう場合もあります。

外の世界に触れさせる機会をつくる

スマホの依存が悪化すると、ひきこもり状態となり、ときどき夕方や夜にコンビニに行くぐらいで、ほとんど外出しなくなってしまうことがあります。これは、学校に行っていないのに外出すると、同級生に出くわしたときに何かいわれるのではないかとか、近所の人の目が気になるので外出できないといった場合もありますし、とくに外出の用事がないので出ないという場合もあります。

前述のとおり、スマホに依存している子どもたちは、リアルな世界よりも、ネット・ゲームの世界のほうが住み心地がよいことも多いのです。コロナ禍でネット上でのやりとりや、ネット上だけで完結する仕事が増えたとはいえ、まだまだリアルな世界がベースとなっている職種や活動がほとんどです。ひきこもり状態が長く続いてしまうのも、将来を考えたときに心配なところでしょう。

親としては、できるだけ家の外に触れる機会をつくったほうがよいと考えます。外食、サイクリング、スポーツ、ドライブ、買い物、釣り、旅行など何でもよいと思います。外に出ているあいだ、ずっとスマホを触っていて、一見まったく意味がないように見えるかもしれません。しかし、少しは外の景色を見るでしょうし、外の世界の雰囲気に触れることができます。

とくにお勧めなのが、一緒に買い物に行くことです。自家用車がある場合には、子どもたちにとって、家から遠いところにあるスーパーなどのほうが行きやすいかもしれません（同級生や近所の人に会いにくいので）。スーパーでは、季節の野菜が何なのか、食品などの物の値段が肌でわかります（勉強になります）し、働いている人も多く見かけます。アルバイト募集などの貼り紙があるかもしれません。自分の好きな食べ物や飲み物を買う機会にもなりますし、広いスーパーを歩けば運動にもなります。子どもが重い荷物を持てば、家族のために役に立ったという意識も生まれるかもしれません。

親子関係の悪化・対立を避ける

子どもたちにとって、スマホに依存している状態は、それだけで不快な気分が高まりやすくなるので、ストレスの高い状態です。さらに不登校やひきこもり状態を合併するようになると、子どもたちも自分の状態がよくない、立場がよくないのを自覚します。自己防衛的（そのことを親から叱責されるのを防ぐため）に、親の前では不機嫌な感じになったり、逆に親などに攻撃的になることもあります。部屋に閉じこもりがちとなり、親との接触を避けようとすることも稀ではありません。

親にしてみたら、「ネット・ゲームばかりして遊んでいるのに不機嫌になるとは何事だ」と思うのも無理からぬことかもしれません。しかし、子どもにとって、親が自分のことを攻撃してくるかもしれないと思うと、ますます防衛的になります。

イソップ童話の「北風と太陽」では、北風と太陽が旅人の上着を先に脱がせる勝負をしていました。北風は旅人の上着を吹き飛ばそうとして強い風を吹きつけますが、旅人は上着を強くつかむばかりです。一方、太陽が暖かい日差しを送ると、旅人は暑くなり、上着を脱ぎだしてしまいます。

北風が吹きつける（親からの叱責）ばかりでは、ますます子どもたちは上着をたくさん着てしまい（部屋にひきこもり）ます。太陽が暖かい日差しを送る（暖かい励ましなど）と、上着を脱ぎたくなる（部屋から出てくる）ようになるでしょう。

実際には、親が大した叱責をしていなくても、子どもたちにとっては、印象に残りやすいという場合もあります。親子関係が悪化すると、先ほど挙げたようなさまざまなことに誘いにくくなりますし、ひきこもりの長期化も避けたいところです。だからといって、問題があるのに親が子どもをまったく叱責しないのも極端だとは思いますが、親子関係の悪化には気をつけたほうがよいでしょう。

なるべく前向きな話を

スマホに依存的になると、多くの場合では膨大な時間をスマホの使用につぶしてしまいます。スマホに使った時間はまったく無駄とはいえませんが、親からすると、その時間の10分の1でも勉強につぎ込んでくれていたら……と悔やむ気持ちにもなるでしょう。また、子どもたちが学校の単位を落としたり、留年、退学をしてしまったり、不登校、引きこもり状態が続くと、家庭内もいくらか暗い雰囲気になるのは避けがたいことかもしれません。

しかし、現代の日本人の平均寿命は80歳を超えています。15歳では5分の1、20歳でも4分の1しか生きていないことになります。子どもたちにとって、未来のほうが圧倒的に長いのです。だからスマホに依存したままでも「大丈夫だ」というつもりはありませんが、あまり家庭内（親たち）の雰囲気が暗いと、子どもたちも親たちに近寄りがたくなりますし、気分も落ち込みがちとなって、回復しようという気力も削がれるかもしれません。うまくいかなかった過去のことはいったん置いて、前向きに明るい未来の話をしたほうがよいでしょう。

スマホを敵対視する発言をしない

アルコール依存症の夫を持って苦労している妻は、当然酒のことを憎む気持ちでいる場合が多いですし（好んで飲酒している妻もいますが）、薬物やギャンブルの場合でも同様です。わが子がスマホに依存的になって、さまざまな悪影響が出ているとなると、親としては、当然スマホ（とくにゲームなど）をよくは思わないわけです。

しかしながら、子どもたちにとっては、スマホは友だちとのコミュニケーションやストレス解消などに必要かつ大切なツールです。不登校やひきこもり状態となると、外部の世界とつながる唯一のツールともなりうるわけです。依存している子どもにとって、スマホは救いになっている存在でもあるのです。

親が子どもの前でスマホに対して敵対的な発言を繰り返してしまうと、子どもにとって大切なツールを攻撃していることになるので、子どもはやはり防衛的にかまえがちになります。

可能であれば、親も子どもと一緒に同じゲームをプレイすると、子どもとよいコミュニケーションができそうです。しかし、親も忙しいですし、中年以降の親世代では、新しいゲームを把握して、楽しめるようになるまでやり込む気力も湧かないかもしれません。ならば、少なくとも子どもの前では、スマホに敵対的な発言は控えておいたほうがよいでしょう。

第5章のまとめ

▽スマホ依存では、「スマホをやめること」よりも、「適切に使うこと」や「生活を改善すること」を当面の目標とすることが多いです。

▽親は、子どもと意見が相違しているスマホの使用法を変えることについてよりも、子どもの目標や希望を達成するための方法について、子どもと議論したほうがよいでしょう。

▽なるべく親子関係の悪化や対立は避けましょう。

第6章

スマホ依存を予防するための対策

どのような子どもが依存リスクが高いのか

第1章で述べたとおり、小学生からネットの利用率（図表1-1）は9割近くを占めています。学校ではGIGA端末が生徒に配られますし、高校生のスマホ所持率は99%です（令和4年、岡山県）。親が子どもの依存のリスクを考慮して、ネットやゲーム、スマホを「まったく」させないというアプローチには、限界があるのが実情です。

しかし、多くの子どもたちにとって、ある程度の年齢にならないと（個人差が非常に大きいのですが、中学生以上など）、日常的にネットやゲームの過度の使用などの問題のある使い方を自制するのは困難な場面があります。**多くの子どもたちは、スマホを使う（使わなくてはならない）ものの、これらを自制して使うのは難しい、という数年間〜十数年間を通過する必要があります。**

この間、子どもたちが適切なスマホの使用をするためには、親をはじめとした大人たちの力が必要になります。

すべての子どもにスマホの依存リスクはあるでしょう。しかし、とくにリスクが高い子どもがいることは知られています。

もともとスマホのアプリを面白いと思う人でなければ、必要に応じて使うだけなので、長時間使用や依存的使用にはつながりにくいでしょう。逆に、**スマホにのめりこみやすい傾向**にある子どもは、他のさまざまなスマホのアプリを使うことが楽しいと感じやすく、より長時間使用や依存的使用につながりやすいと考えられます。

神経発達症の一種である**注意欠如多動症（ADHD）**は、とくに衝動性の高さ（スマホをやめて睡眠をとらなくてはならないときでも、つい我慢できずスマホをやり続けてしまうなど）によって長時間使用や依存的使用につながりやすいとされています。

精神状態の不安定さ、家族関係があまりよくないこと、子どもの社会的な能力が低いこと、子ども自身の自己肯定感が低いことなどがあると、家庭内や学校、その他の環境でストレスを抱えがちになり、子どもがスマホを好きであれば、スマホの世界に逃避しがちになりえるでしょう。

ところで、ここまで太字（ゴシック）で書いてあるリスク要因には、遺伝や本人の特性、環境、人間関係などの複雑な要素が絡むことが多いので、簡単に解決するのが難しいものも含まれます。しかし、次の「いつからスマホに触れさせるのか」「家庭内のルール」については、保護者の知識や対応が重要となるので、詳しく取り上げたいと思います。

早期から触れさせるべきか、遅いほうがよいのか

近年では、1〜2歳と思われる小さな子どもでもスマホやタブレットを触っている姿を見かけます。子どもたちが、親の触っているスマホを触りたくなるのは無理もない話であり、すでに令和4年の2歳児のネット利用率は6割超えになっています。

以前は、幼少からインターネットに触れていると、その後のネットの利用時間や、

依存度が高くなりがちという報告もありましたが、最近ではあまりにも多くの乳幼児がスマホやタブレットを使うのは普通になってきているので、この関係性は成り立たないかもしれません。

ゲームに関しては、幼少から(習慣的に)使っているほうが、将来、ゲーム利用時間や依存度が増しがちになるという報告があります。たとえば、中学1年生の調査では、5歳以下で週1回以上のペースで習慣的にゲームを始めた人では、10歳以上から始めた人と比べて休日の平均ゲーム時間はより長く(5歳以下＝173・7分、10歳以上＝86・0分)、ややゲームに依存的な人の割合はより高い(5歳以下＝12・8％、10歳以上＝2・6％)傾向にありました。

子どもの年齢が上がるとともに、プレイするゲームの種類やタイトルは変わっていくでしょう。しかし、ゲームも依存物(依存しやすい行為)なので、ゲームという行為そのものはなかなか飽きません。幼少のころからずっとゲームをしていても飽きることなく、逆に「はまっていく」傾向にあるようです。アルコールでも同様に、若年からの飲酒はその後の依存リスクを高めるとされています。

では、何歳からゲームをさせるのがよいのかという疑問が湧くかもしれませんが、これについても正解はありません。ゲームに興味のある子どもであれば、いずれゲームをするでしょうけど、あまり無理のない範囲で、できるだけ遅いほうがよいでしょう。

とはいっても、子どもが友人の家に遊びに行けば、友人とゲームをする機会があるかもしれませんし、公園で友人に携帯ゲーム機を借りるかもしれません。子どもにまったくゲームをさせないのは事実上難しいでしょう。しかし、なるべく**ゲームを習慣化させる年齢を遅くする**のは、その後の依存リスクをいくらか回避するのに有効と考えられます。

家庭内のルールにはどのようなものがあるのか

家庭内で、子どもたちのスマホやネット、ゲームの使用に関するルールをつくることは、広く推奨されています。ルールの種類は主に、

①スマホを使用できる時間（時刻）の制限
②スマホで使用できるコンテンツやアプリを制限
③スマホを使用できる場所の制限
④課金などの使用できる金額の制限
⑤書き込み（内容など）に関するルール
⑥連絡やコミュニケーションの相手に関するルール

などがあろうかと思います。このうち、使用時間や依存的使用などに関連が強いと考えられる①〜④について考えていきたいと思います。

使用時間（時刻）の制限に関するルール

①スマホを使用できる時間（時刻）の制限ですが、たとえば、90分までなどスマホやゲーム、パソコンなどの使用時間の上限のルールを設定するというものです。または、20時から22時までなど使用できる時刻を設定するというものもあります。ペアレンタルコントロール（親が子どものスマホの使用を機械的に制限する機能）などの機能を使って使用時間を設定すると、より有効性が増すと考えられます。

夜遅い時間にスマホを触ると、使うアプリやゲームによっては気持ちが高揚して寝たがらなくなる場合もあるのですが、それでも宿題や勉強などが終わってから、スマホを使わせるルールのほうがよいと思います。

スマホをやめると、子どもたちは多少なりとも残念な気持ちになりがちです。とくに依存度が高いと、残念な気持ちは強くなります。そんなときに、（さらに残念な気持ちになりやすい）面倒くさい課題や勉強に取り組むべく気持ちを切り替えるのは難しいですし、さらにスマホから離れがたくなります。

学校から帰ってきて、すぐにスマホを見たがる子どもは多いと思いますが、できれば先に課題などを済ませるようにルールを設定したほうがよいでしょう。

時間（時刻）に関するルールでよく問題になりやすいのが、「ゲームが途中だったのに、ルールだから途中でやめなくてはならない」とか、「友だちと話が盛り上がっていたのに、途中でやめなくてはならない」といったものです。子どもには、どうしても途中でやめたくないときがあるのです。

子どもたちが時間制限のことを考慮して使えばよいのですが、夢中になっていると、なかなかそれができません。5～10分程度の余裕をもってルールづくりをしたほうがよいと思われます（たとえば、本来は90分までだけど、どうしても使いたいのであれば、プラス5分は使ってもよいなど）。

②使用できるコンテンツやアプリを制限は、子どもだけでは新しいコンテンツやアプリを入れられないようにする（ダウンロードなどをできないようにする）ルールです。実際には、ルールだけというよりも、ペアレンタルコントロールでこのように設定することが多いのではないかと考えられます。危険なアプリや、依存性があるかもしれないゲームなどの使用をできなくすることによって、リスクをある程度予防することができます。

親も、どのようなアプリにどのようなリスクがあるのか、ある程度知っておく必要があります。最初は厳しめにルールを設定し、年齢や成長とともに使えるアプリを増やしていくとよいと思います。

③スマホを使用できる場所の制限は、居間でだけスマホを使えるとか、寝室にスマホやゲーム機を持ち込んではいけないなど、利用できる場所を制約するルールです。親の目の届く範囲でネットやゲームをさせることによって、長時間使用にある程度歯

止めがかけられるとか、知らぬ人との危険なやりとりが予防できるなどの効果が、ある程度期待できます。人の目があったほうが、子どもの「スマホ見ながら勉強」を抑止しやすいでしょうし、寝室にスマホを持ち込ませないことによって、子どもの就寝時刻がひどく遅くなることをある程度予防できるかもしれません。

④課金などの使用できる金額の制限については、どこの家庭でも子どもが使える金額には一定の制約があると思います。現金やプリペイドカードによる支払いの場合、子どもの小遣いの範囲で課金する（支払う）ことになります。しかし、お年玉など子どもがある程度まとまった金額を所有している場合には、一気に使ってしまう可能性があります。そこで、課金するときには親の許可が必要であるとか、1カ月に〇〇円までといったルールが考えられます。これらのルールにより、過度の課金や支払いをある程度予防できる効果を期待できます。

家庭内のルールはどこまで有効なのか

図表6-1は、2019年に行われた、中学1年生の家庭内のネット・ゲーム機器の使用時間・使用できる場所・使用できるアプリやコンテンツに関する家庭内のルールの、有無別の1週間合計のネット平均使用時間（平日5日分と休日2日分の合計値）を示しています。

いずれも**ルールがあるほうが平均使用時間は少ない**傾向にあり、統計学的に意味のある差がありました。依存疑い群の人の割合も、それぞれのルールがあるほうが低いのですが、統計学的に意味のある差ではありませんでした。この調査だけでは、他のさまざまな因子が計算されていないので、ルールがどのくらいネット時間の減少に寄与しているのかはっきりとわかりませんが、一定の効果はありそうです。しかし、依存度は明らかには減らせないようです。

図表6-1　中学1年生におけるネット・ゲーム機器使用の家庭内での各種ルールの有無と平均ネット使用時間・依存疑い群の割合

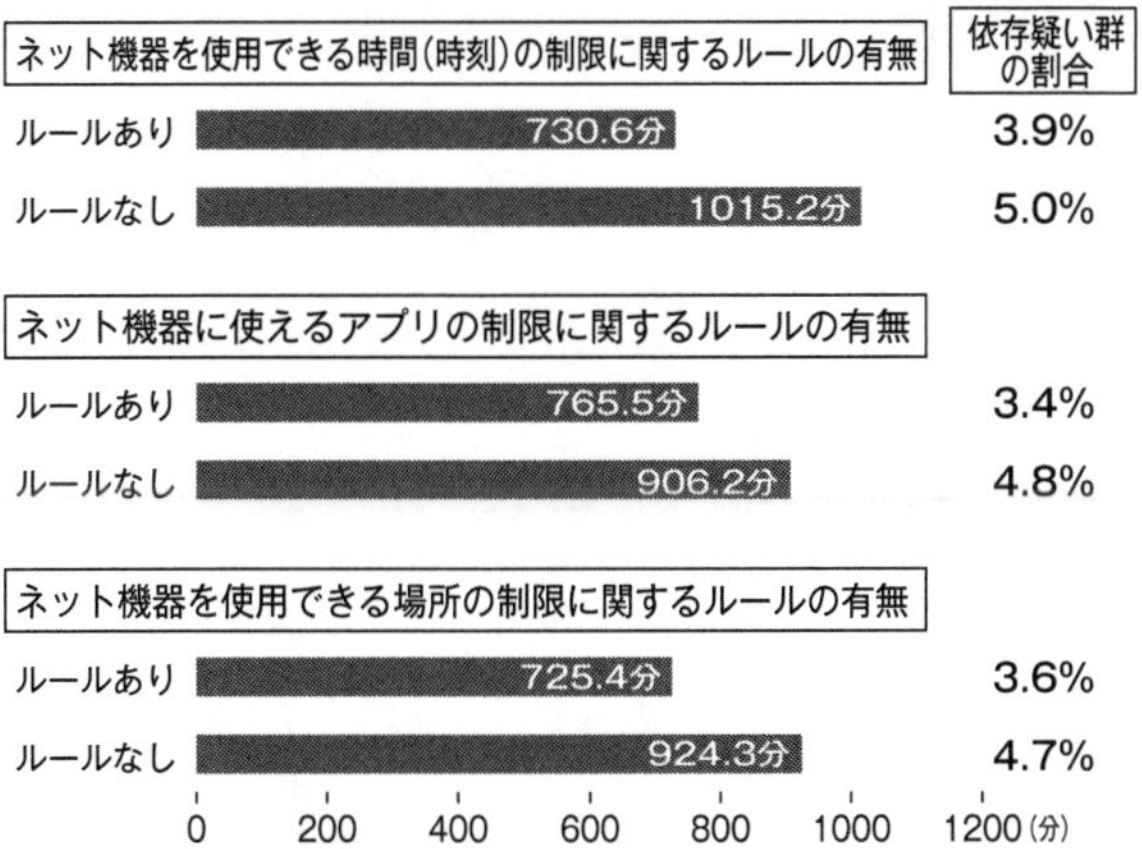

出典:厚生労働省科学研究データベース:身体的･精神的･社会的に健やかな子どもの発達を促すための切れ目のない保健･医療体制提供のための研究(主任研究者:岡明)、思春期の薬物メディア依存に関する研究:2020･2019年の公立中学1年生(1035名)の調査より
※一部データは新たに解析したものも含まれる

たとえば、青少年の調査では、より多くの種類の家庭内のスクリーンタイムに関するルールを設定していたほうが、テレビ、ゲーム、コンピュータの視聴時間が短い傾向にあったと報告されています。他にも家庭内にスクリーンタイムなどに関するルールが存在することが、子どもたちのメディア利用時間の短縮と関連しているという報告が散見されています。

小学4〜6年生の調査では、男子においてスクリーンタイムを制限する家庭内のルールがあったほうが、インターネットの依存度が低かったという報告があります。

一方で、小学校低学年（保護者が記入）では、家庭内のメディア使用のルールがないほうが、ゲームの依存的使用のリスクがより高くなったが、高学年（本人が記入）では家庭内のメディア使用ルールとゲームの依存的使用のあいだには関連がなかったと報告されています。

中学生を対象とした研究報告では、家庭内の使用ルールの有無とゲームの依存的使用のあいだには関連がないという報告もあります。**学年が低いうちは、家庭内のルールの存在はスマホ依存の予防にある程度有効なのかもしれません。**

家庭内のルールをどう設定したらよいのか

ルールを設定するときのいくつかの原則としては、

❶どの子どももスマホ依存になる可能性があることを考慮する
❷ルールは、最初は厳しめ、次第に緩和していく方向で
❸子どもにもルールの存在やその内容を認識・納得してもらう
❹ルールはある程度細かく設定
です。

❶どの子どももスマホ依存になる可能性があることを考慮する

どの子が将来スマホ依存になるか、あまり予測はできません。また、当初スマホにほとんど興味がなく、まったく問題なく使っていた子どもであっても、何かのアプリやゲームなどとの出会いから、突然、スマホに没頭しはじめて、依存的になってしまうことがあります。そのような事態となっても、ルールがあると一定の抑止力になりうるので、最初からルールは設定しておいたほうがよいでしょう。

ルールがなく長時間使用などの不適切なスマホ使用に陥った場合、後付け（泥縄式）でルールをつくって改善を促そうとしても、子どもが納得せずにうまくいかないケースがあります。もともとルールがあったとしても、コントロールできないことも多いのですが、後付けでルールをつくるよりも対応しやすいと思います。

❷ルールは、最初は厳しめ、次第に緩和していく方向で

一般に、現実の世界でも、子どもたちは年齢が上がるとともに、一人で動ける行動範囲が広くなります。一度緩和したルールを再度引き締めようとしても、子どもたちが強く抵抗してうまくいかないことがあります。ネットやゲームの世界でも同様に、成長に応じて制限を緩和していくほうがよいと思います。

❸子どもにもルールの存在やその内容を認識・納得してもらう

子どもはしばしば家庭内のルールの存在をよく認識していないことがあります。まずは、ルールの内容を子どもたち自身に納得してもらう必要があります。

いつのまにかルールが有名無実とならないように、子どもとときどき話し合って、ルールの内容などの確認はしておいたほうがよいでしょう。

実際にルールを守るのは子どもですので、子ども自身がルールを尊重しなくてはなりません。そのため、ルール作成に当たっては、子どもの意見を尊重する必要があるでしょう。

❹ルールはある程度細かく設定

最初にルールを設定するときには、将来どのようなことが問題になるかわかりません。少なくとも、①スマホを使用できる時間（時刻）の制限、②スマホで使用できるコンテンツやアプリを制限、③スマホを使用できる場所の制限、④課金などの使用できる金額の制限、⑤書き込み（内容など）に関するルール、⑥連絡やコミュニケーションの相手に関するルールなどについて、それぞれ設定しておいたらよいと思います。

子どもたちがルールを守れない理由

子どもたちにとって、とくにスマホの使用時間のルールを守ることは、大人が思っている以上に難しいことが多いようです。原則として、社会でも家庭でもルールは守るべきものです。しかし、多くの子どもたちにとって、まったく「ルールを守りたくない」「ルールを守る気が毛頭ない」わけではなく、そもそも**「ルールを守る能力やスキルがない」場合が多い**と考えられます。子どもたちにとって、ルールを守ることができない、または守るのが難しいということです。

人は時間が来たからといって、楽しいことをぴたっとやめることはできないことがあります。また、スマホに依存的になっている場合には、スマホをやめると不快な気分になりやすくなる傾向にあります。子どもたちも、スマホをやめたときの不快さは肌感覚でわかっているので、スマホをやめるのを後回しにしがちとなります。または、ゲームを途中でやめると、ゲーム自体が成り立たなくなったりして、一緒にプレイをしている友人・知人に迷惑をかけるという事態も発生することがあります。

では、子どもたちがルールを守れないときに、スマホを1週間没収などの厳しいペナルティを課せば、ルールを守れるのでしょうか。そうとは言い切れません。

子どもたちも、1週間もスマホを没収されると、スマホをできない不快な気持ちを我慢することや、LINEなどで簡単につながっていた友人との連絡に難渋《なんじゅう》するなど、大変なことになることをわかっています。

一方で、子どもがスマホに依存的になると、いまの苦しさや、いまの不快さを避けることばかりを考えて、その後のことを考えられなくなることがよくあります。「親に頼み込めば、何とかスマホを使わせてもらえる」とか、「明日以降はどうでもよい、何とかなる」など、都合のよい思考に囚《とら》われてしまうのです。

この刹那《せつな》的な都合のよい思考は、大人の依存症でもよく見られます。たとえば、ギャンブル障害（依存症）の人は、たとえギャンブルに勝てる確率が低くても、「いままで負けていたから、そろそろ当たるはずだ」とか、「〇〇があったので、それは大当たりの前兆だ」など、自分に都合のよい未来のみに囚われることがあります（そして冷静になれずに大負けすることがよくあります）。

禁止（没収）するのがあまりうまくいかない理由

ルールを破ったらスマホを（一定期間）没収する、使用を禁止するという話をしばしば聞きます。しかし、病院に受診する子どもたちの場合、うまくいかないことが多いようです。

スマホに依存的になっている子どもたちにとって、スマホを没収されて使えなくなると、ひどく不快な気分が継続することは、肌感覚でわかっています。ゆえに、必死にスマホの没収に抵抗します。

他にも、スマホを没収されることによって、友人と連絡がとりにくくなったり、友人とのゲームに支障をきたすと恥ずかしいという側面もあるでしょう。普段はおとなしくスマホを触っているような子どもでも、いざスマホを没収されるとなると、ひどい暴言や暴力に訴えて阻止しようとする、ということが起こりえます。

スマホの没収が必ずしもうまくいかないというわけではありません。たとえば、スマホの依存度がある程度高くとも、定期テストの前などで、子どものほうも没収されたほうが勉強に集中できてよいとか、没収されても仕方がないなどと納得している場合にはうまくいくこともあるようです。それでもいざスマホにしばらく触れないと耐えがたくなってしまい、戻してほしいと訴えることもあります。

いずれにせよ、子どもたち本人が十分に納得し、さらに、スマホが使えないときの不快さに耐える覚悟と力がないと、一定期間であってもスマホの使用禁止や没収はうまくいかないようです。

ルールを守れないときの親の考え方

飲食店で注文したはずのものが出てこなかったら、少しイラッとするでしょう。このように、人は期待していたものが裏切られると、怒りの感情が湧きます。もしも飲食店の店員が猫だったら（いわゆる猫カフェ）、猫にお茶を持ってきてもらうことは誰も期待しないでしょう。人はもともと期待していないものについては、できなくとも仕方がないと考えます。

子どもたちがスマホ使用に関するルールを守って当然だと考えると、保護者も怒りを覚えることが多くなり、辛くなってしまいます。そもそも子どもたちは、「ルールを守る能力やスキルがない」もしくは「十分ではない」のですから、「ルールを守れたらすごいことだ」と考えておいたほうが、保護者も子どももお互いに楽かもしれません。

「ルールを守る能力やスキルが（十分に）ない」場合にすべき対処は、ペナルティを与えたり、叱責することではありません。極端な例ですが、子どもが100mを10秒で走る約束をしたのに（2023年時点の世界記録はウサイン・ボルト氏の9・58秒）、10秒で走れなかったからといってペナルティを与えても、速く走れるようにはなれません。子どもの能力を考慮して、ルール自体を実現可能なものに変更することや、ルールを守れるようなスキルを教えたり、適した練習をさせることでしょう。

ルールの変更についてですが、１００ｍ走の場合では、子どもの走力に合わせて、現実的に可能なタイムに延長する（たとえば15秒にするなど）ことが考えられます。

しかし、スマホの場合には、安易に子どものスマホを使用できる時間を延長して再設定すると（60分→90分など）、今度は90分も守れないことになりがちです。

ネットの世界は無限性があります。つまり無限に楽しめるので、使用できる時間を延長しても、そこで飽きたり、満足することができません。60分であっても90分であっても、時間のルールを守る難易度はそんなに変わりません。安易に時間を延長し続けても、スマホへの依存度が増すだけになるかもしれません。同様に、利用できる場所、アプリやコンテンツ、課金の金額に関しても、安易にルールを緩めても状況がよくなることはあまり見込めないと考えられます。

一度緩めたルールを途中で引き締めることは困難です（90分→60分にするなど）。ルールを緩めるのは、原則として子どもが少し成長して、自制する力が増したと考えられるときが望ましいでしょう。しかし実際には、子どもたちの周りの友人などの使用状況などに合わせてルールを決めていることが多いと思われます。そこで、図表1－2（23ページ）の平均利用時間なども参考になるかもしれません（近年、年々ネットの利用時間は増加しているので、注意が必要です）。

使用時間のルールを守れないときの対処

原則として、どのようにしたらルールを守れるのか、子どもたちと親が一緒に考える必要があります。たとえば、どうやって次のゲームをプレイしないようにするか、どうやって次の動画を見ないようにするか、もしくは親がどのような協力をすればよいかなどを話し合って、子ども本人に意見を出させるとよいでしょう。もしくは、どのようなルールを設定すると守れそうなのかを話し合ってもよいでしょう。

子どもから出る意見については、たとえそれが親から見てあまり有効な方法と思えなくとも、否定すべきではありません。ただし精神論（気をつけるとか、努力するなど）的なことしか子どもが述べないようであれば、具体的にどのような行動をするのか、聞いてみてもよいでしょう。

守れないルールをどうするか、というのは、子どもたちにとって決して都合のよい話ではありません。とくに思春期になると、親子で話し合いをすること自体が困難になってしまう場合があります。あとで述べますが、親が頻回に注意をするというのはあまり有効な手段ではありませんし、かえって親子対立を深めかねません。そんなときには、親が使用時間や使用した時刻をカレンダーなどにメモしておくだけでもよいと思います。記録をしておくだけで、使いすぎていることを把握し、問題意識を持ちやすくなります。

多額の課金を防ぐために

課金の問題は、場合によっては家計に直接影響するので、重要です。子どもが小さいうちは、途中からの課金要素のないゲームが一番安心です。無料ゲームであれば、無料範囲内だけで限定しておくのが無難でしょう。ただし、課金要素のある無料ゲームは、やっていくうちに無料範囲内以外に課金してでも、もっと強くなりたいとか、もっとゲームを進めたいと思うようにできているので、要注意です。一度課金すると、場合によってはなし崩しに課金額が増えていく場合もあるため、少なくとも子どもが小さいうちは無料範囲内にしておいたほうがよいでしょう。

また、月々の小遣いをゲーム課金に使われてしまうのは、ある程度仕方がないと思います。ただし、お年玉などでもらった大金を子どもたち自身が管理している場合には要注意でしょう。ある一定の金額以外は、銀行口座などで管理しておいたほうがよいと思われます。キャリア決済の場合は、その上限額まで使われてしまう可能性があるので、最初から低めの金額に設定しておいたほうがよいでしょう。

最もリスクが高いのは、子どもが保護者のクレジットカードを無断で使ってしまったときです。場合によっては、クレジットカードの上限額近くまで一気に使われてしまう場合もあるため、クレジットカード情報の管理には注意すべきでしょう。

独立行政法人国民生活センターの相談事例では、「保護者がいま、もしくは以前使っていたデバイスを、保護者のアカウントをログインしたまま子どもに渡す」、もしくは「ペアレンタルコントロールを設定しないまま、子ども専用のデバイス（スマホなど）を渡す」ときに問題が生じやすいようです。子どもにデバイスを渡すときには、こまめに保護者のアカウントをログオフすることや、子どものペアレンタルコントロール設定も必要です。

頻回の指摘は問題解決になりにくい

子どもに問題があれば、親は指摘（注意）して改善を促すことはよくあることでしょう。では、問題がある都度、親が指摘するのはどうなのでしょうか。図表6-2に中学1年生のネット機器使用について指摘（注意）される頻度と、ネットに依存的な人の割合、平日と休日の平均ネット利用時間と0時以降に就寝している人の割合を示しています。注意される頻度が高いほど、より依存的な人が多く、ネットの利用時間も長く、休日に0時以降に就寝している人の割合が高くなる傾向にあります。

この調査では、親が子どもたちのネット機器のどのような使用について注意しているのか（利用時間の長さなのか、有害サイトについてなのかなど）聞いていないので、詳細はわからないのですが、子どもたちのネット利用にさまざまな問題があるから、親がより頻回に注意しているのではないかと推測できます。一方で、頻回注意したから

図表6-2　中学1年生の親にネット機器使用について指摘(注意)された頻度とネット依存度・利用時間・就寝時刻の遅さ

注意される頻度⇒	まったくない	週1回以下	週2～3回	週4～5回	週6～7回
ネットに依存的な人の割合	1.3%	3.9%	4.5%	18.5%	21.7%
平日の平均ネット時間	75.5分	111.8分	122.9分	130.9分	183.0分
休日の平均ネット時間	130.6分	182.3分	202.7分	184.8分	271.0分
平日に0時以降に寝ている人の割合	7.2%	8.5%	9.2%	9.4%	8.0%
休日に0時以降に寝ている人の割合	11.5%	13.0%	13.9%	16.4%	16.0%

出典：厚生労働省科学研究データベース：身体的・精神的・社会的に健やかな子どもの発達を促すための切れ目のない保健・医療体制提供のための研究(主任研究者：岡明)、思春期の薬物メディア依存に関する研究：2020・2019年の公立中学1年生(1035名)の調査より
※一部データは新たに解析したものも含まれる

といって、問題のある使用が解決したとはいえないことも示しています。

子どもに問題があれば、親はそれを指摘するのは当然のことだと思います。しかし、頻回に指摘をしたからといって、あまり有効な結果をもたらしません。深刻な親子衝突になるほどの指摘をするのは避けたほうがよいでしょう。ただし、子どもたちの夜更かしを避けるための親の注意(指摘)は必要だと考えられます。

地域全体でスマホの使用ルールをつくる

ルールがあっても、一家庭だけではなかなか守りにくいものです。たとえば、Aさんの家では1日のゲーム時間は60分までというルールがあっても、クラスメイトのBさんの家では120分までのルールかもしれませんし、Cさんの家では（時間制限なく）自由にゲームができるかもしれません。そうすると、BさんやCさんと一緒にゲームをしていても、Aさんは途中でゲームをやめなくてはなりません。

同様に、スマホを使用できる時刻に関するルールがあると、夜中にLINEなどで友人からメッセージが来ても、返信できない、返信が遅くなるなど、問題が生じるかもしれません。ルールが厳しい側の子どもたちは、不満を持つこともあるでしょう。

家庭内でルールをつくったとしても、子どもたちにそれを守らせるのは親の役目になります。親が忙しすぎて、子どもたちにルールを守らせる気力・体力がないと、子どもたちがルールを守らない状況が続き、なし崩し的にルールが有名無実化してしまうかもしれません。

一方で、学校や地域全体で、スマホ（他の電子デバイスも含む）の使用に関するルールや目安があると、みんなルール上横並びになるので、子どもたちも不満を持ちにくくなるかもしれません。

また、全体でのルールがあると、スマホの使用時間を制限するときの根拠となりますので、子どもたちの適切なスマホ使用に有効ではないかと考えます。

生徒たちもスマホ・ネットの使い方について、さまざまな問題意識を持っているようで、生徒たち自身の手でスマホの使用ルール（ガイドライン）を決めようという取り組みも報告されています。

香川県のネット・ゲーム依存症対策条例

香川県では2020年4月に「香川県ネット・ゲーム依存症対策条例」が施行されました。大まかに述べると、県全体でネット・ゲーム依存症対策を推進していくという内容なのですが、とくに大きな話題となったのが、第18条の「**保護者は……子どものネット・ゲーム依存症につながるようなコンピュータゲームの利用に当たっては、1日当たりの利用時間が60分まで（学校等の休業日にあっては、90分まで）の時間を上限とすること……努めなくてはならない**」のくだりです。

この条例には罰則規定はないのですが、子どもたちのゲームの利用時間の目安を示したことや、それを守らせることを保護者の努力義務としたことが賛否両論を呼び、ある高校生がこの条例を憲法違反であるとして提訴するに至っています（高松地裁で提訴した高校生側が敗訴しています）。

私は医療関係者なので、この条例の法的な整合性についてはわかりませんし、香川県に在住しているわけでもないので、この条例の施行に賛成・反対を議論する立場にもありません。しかし、類似の条例が他の自治体でも施行される可能性があるので、ここでは、子どもたちのゲーム使用にどのような影響があったのか、簡単に検証してみたいと思います。

図表6-3、6-4は、全国学力学習状況調査による、条例成立前の２０１７年と条例施行後の２０２２年の、香川県と全国の小学６年生と中学３年生の平日（月〜金曜日）のテレビゲーム時間を示しています。

条例では、平日のゲームは60分以内となっており、この図表で「１時間未満」「全くしない」の人は60分より少ないのですが、「１時間以上２時間未満」の人は60分の人と、それより多い人が含まれているので、平日60分以内のゲーム時間を守っている人がどのくらいいるのかわかりません。

ただ、２０２２年の香川県の小学６年生、中学３年生ともに、全国よりも５％程度

図表6-3 公立小学6年生の全国学力学習状況調査による平日のテレビゲーム時間の推移（2017年と2022年の香川県と全国）

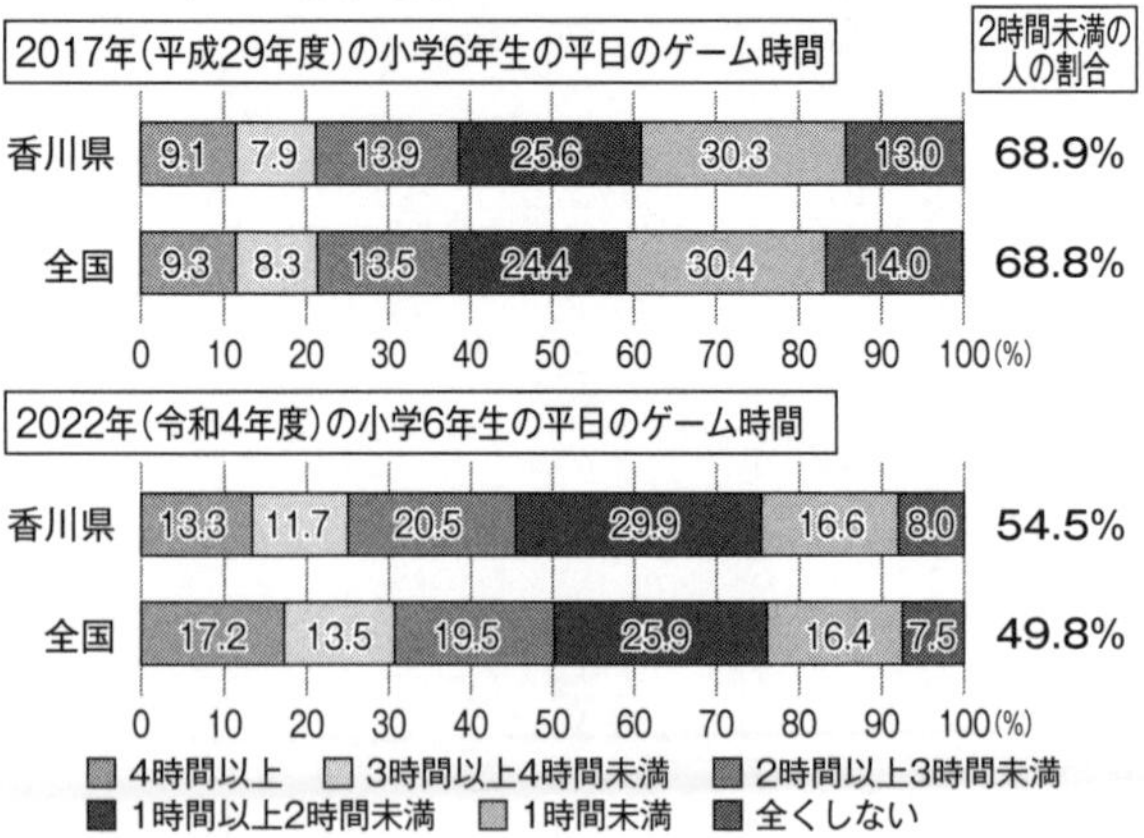

図表6-4 公立中学3年生の全国学力学習状況調査による平日のテレビゲーム時間の推移（2017年と2022年の香川県と全国）

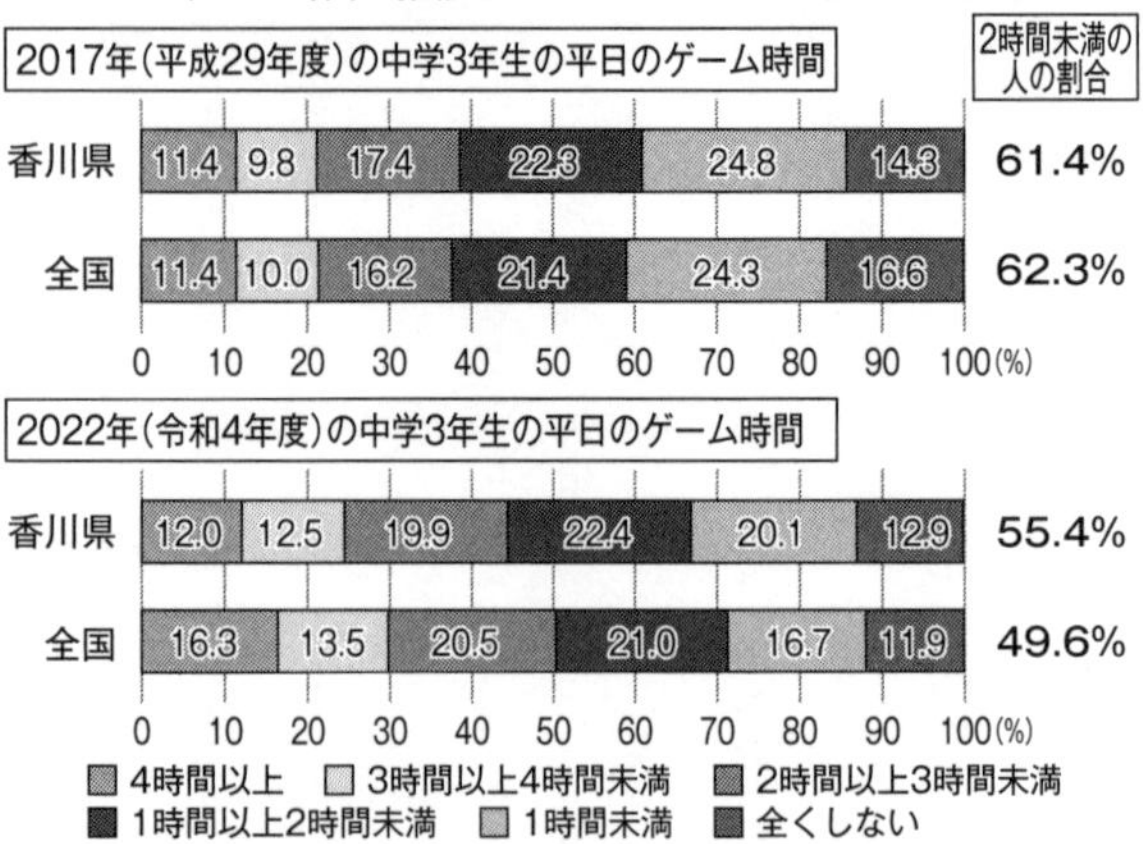

出典：平成29年度令和4年度全国学力学習状況調査より（筆者がグラフを作成）

「全くしない」「1時間未満」「1時間以上2時間未満」の割合の合計は大きくなっています。2017年の調査では、全国と香川県のあいだにこの差はほとんどなかったので、**ゲーム条例の存在が生徒たちのゲーム時間の減少に関して、いくらか有効**だったのかもしれません。

子どもたちはそれぞれに、適切なスマホの使用方法や使用時間が異なります。家庭・子どもたちそれぞれで、適切なスマホの使用方法や使用時間を決めて、それを守ることができるのが理想なのですが、しばしばうまくいかないことがあるのが実情です。

香川県のゲーム条例については、子どもたちのゲーム利用時間の目安が世間から注目されているようですが、子どもの体力づくりや健康促進、依存症啓発活動、関係機関との協力や連携などについても記載されています。地域や社会全体で、子どもたちのスマホの適切な使用を促進する取り組みを行うことは、スマホ依存の予防効果とともに、スマホ依存の子どもたちやその親たちをさまざまな相談窓口や回復施設につなげ、孤立させないという効果も期待できます。

子どものスマホ依存を予防するために地域や社会全体でできる取り組みとして、全体でのスマホ使用の目安（ルール）の作成の他に、子どもたちや親たちを対象としたスマホ依存に関する啓発教育、スマホ以外で遊べるような施設（＋職員）の拡充、学校での課外活動などの支援・促進、またスマホ依存となった人やその家族に対しては、相談窓口の設定、スマホ依存の人に対応できる回復施設や医療機関の拡充などが考えられます。スマホ依存は、各家庭のみならず、地域や社会全体で取り組むべき課題だと考えられます。

第6章のまとめ

▽習慣的にゲームをさせ始める年齢が早いと、その後のゲームの長時間・依存的使用のリスクを高めます。
▽スマホの使用ルールの作成にあたっては、子どもにルールの内容を納得してもらう必要があります。親子で話し合ってルールを作成しましょう。

▽一家庭のみの力では、子どもたちのスマホ依存の問題に十分な対応はできないことがあります。地域・社会全体での対応が望まれます。

第7章

スマホ依存の過去と未来

子どもの酒・タバコ・ギャンブルは禁止されているが

この章のタイトルは、「スマホ依存の過去と未来」です。スマホは一般に普及して15〜20年ほど、ネットも30年ほどしか歴史がないので、スマホ依存に過去はほとんどありません。しかし、人はスマホ以前にさまざまな依存物と接しており、これらの問題は解決していないものの、ある程度の経験は積んでいます。そこで、子どもたちと依存物の過去を振り返ってみます。

多くの依存性薬物は大人も子どもも禁止されていますが、大人では使うことのできる依存物でも、子どもが使うことは禁止されているものがあります。大まかに述べると、酒は「未成年者飲酒禁止法」、タバコは「未成年者喫煙禁止法」によって、20歳未満の使用は禁止されています。公営ギャンブルやパチンコ・パチスロも、それぞれの法律で、未成年者（公営ギャンブルは20歳未満、パチンコ・パチスロは18歳未満・高校生など）の利用は禁止されています。

近年、子どもたちの飲酒・喫煙率は低下傾向にあります。未成年者の酒・タバコの購入規制が強化されたことや、世間の目が未成年者の飲酒や喫煙に厳しい目を向けるようになったことも影響していると考えられます。未成年者のギャンブルについては、統計的な傾向はわかりませんが、大きな問題にはなっていないと思われます。

では、もしも法律が改正されて、酒・タバコ・ギャンブルにおいて、それぞれの家庭や子どもたちの自由意志で、未成年者もほどほどにこれらを使ってくださいという話になったらどうなるでしょう。とくに親の管理が難しくなる思春期世代でこれらの使用が増え、さまざまな問題が続出するのではないかと考えられます。

大人が酒・タバコ・ギャンブルを使用できるのは、これらの使用による問題（健康被害や金銭問題、酒乱など）が起きたときに、自己責任で解決できる存在とみなされているから、というのが理由の一つです。未成年者は酒・タバコ・ギャンブルの使用で起きた問題について、すべての責任をとれる存在ではないので（保護者の責任）、使用を禁止されているというのも理由の一つでしょう。責任をとらなくてもよければ、自制することなく使われてしまう可能性もあります。

市販薬や大麻、カフェイン類の乱用問題、自傷行為（依存的な要素もあるとされています）など、法律ですべての未成年者の依存問題を抑えきれているわけではありませんが、法的規制は未成年者の依存物使用の抑制に関して、一定の有効性があると考えられます。過去には、子どもが依存物を使うことを禁止することによって、一定の効果を得てきたという経過があります。しかし、未成年者に対する規制や禁止なしに、未成年者が依存物を上手に使いこなしているという前例はほとんどないでしょう。

酒・タバコ・ギャンブルとは異なり、スマホは娯楽目的以外にも通信、情報検索、学習など多岐にわたる利用メリットがあります。酒・タバコ・ギャンブルと同列に、法律で未成年者の使用を禁止すればよいとは考えられません。未成年者に、スマホに依存せず、ほどよく使ってもらうことは前例のないことであり、それだけに困難を伴うことが予測されます。しかし、スマホをほどよく使ってもらうために、さまざまな取り組みが試行錯誤されているのも事実です。次にスマホの未来として、ｅスポーツを取り上げてみます。

ｅスポーツとは？

最近、さまざまなメディアで、「ｅスポーツ」という言葉を耳にします。２０１８年の「ユーキャン新語・流行語大賞」のトップテンにも入賞しています（同年の年間大賞はカーリングチーム、ロコ・ソラーレの「そだねー」でした）。「ｅスポーツ」のｅはelectronic（エレクトロニック：電子の、電子工学の）の略で、対戦型ゲームをスポーツ競技としてとらえたものです。

いまや多額の賞金が出る世界規模のｅスポーツの大会が開催されており、プロゲーマーといわれるプレイヤーたちが競い合う場となっています。プロゲーマーは、男子の将来つきたい職業にランクインしているほどです。

ｅスポーツで動かす筋肉は、多くのゲームにおいて手先や指先だけです（ただし、長時間のプレイには高い基礎体力が必要です）。ゲームをスポーツになぞらえることに反対する人も多いでしょう。しかし、両者には相違点も多いのですが、類似点も多いように思います。さらに、スポーツがｅスポーツの今後のあるべき方向性を示しているのではないかとも思えるのです。

スポーツとｅスポーツの相違点と類似点

まず両者の相違点から考察していきます。目につきやすいのは、両者のあいだの運動量の違いです。少なくともｅスポーツの見かけの運動量は低いので、部活動的な分類をすれば、運動系ではなく文化系に分類されるのでしょう。あまり体を動かさずに勝負を競うという面からは、囲碁や将棋と近いものと考えられます。

本質的に両者が大きく相違しているところは、依存性だと思います。前述の通りｅ

スポーツを含むネット活動には、「楽しい（快楽）」「飽きない・飽きにくい・続けられる」の特徴があり、多くの人にとって依存物の条件を満たしています。

　では、スポーツはどうでしょうか。スポーツを好きな人がやっているので、「楽しい」の条件はおおむね満たすのでしょう。一方で、スポーツを「続けられる」かというと、多くの競技において体力的に難しいのではないのでしょうか。たとえば、サッカーの試合を1日に4、5回もしたという話はほとんど聞きませんし、1日に2回も3回もフルマラソン（42・195キロ）を走ることも難しいでしょう。

　もちろんスポーツの世界でも、自ら「やりすぎ」たり、指導者による「やらせすぎ」による怪我や疲労の問題は尽きません。しかし、「依存的」になって、スポーツをしないと不快な気分を感じやすくなるので、自らスポーツを「やりすぎる」という状況になることは稀なのではないでしょうか。

　類似点もいくつかあります。スポーツもeスポーツも、する人は多いものの、プロ選手になれる人は一握りである点です。それゆえ、両者ともにプロ選手になるためには、人並み外れた努力（トレーニング）と才能を要するのです。

スポーツもｅスポーツも指導者が必要

何の分野でも同様だと思いますが、勝負事で他者に勝つためには、一定のトレーニングが必要です。そのトレーニングも漫然とするのではなく、スキルアップにつながるものを選択する必要があります。

スポーツの分野でも、本気で勝つことを目指す場合には、ほとんどの子どもたちは指導者のもとでトレーニングをします。子どもたちだけでは有効性の高いトレーニングを正確に選択することは難しいでしょうし、勝つための方法について指導を受ける必要もあります。有効性の高いトレーニングはしばしば単調であることも多いので、楽しいだけのトレーニングに流れがちになるのを防ぐという意味もあるのでしょう。

そして、怪我を防ぐという意味でも指導者は必要とされます。

私自身はｅスポーツの分野のことはよくわかりませんが、試合に勝てるようになるためには、スキルアップにつながるトレーニングを選択し、実行し続ける必要があるのではないかと考えます。

実際、プロゲーマーが書いた著書を読んでも、勝つため・勝ち続けるための方法をひたすら考え、尋常ではない量のトレーニングを積み重ねているようです。超一流のプレイヤーであれば、子どものうちからこのようなことができるのかもしれません。しかし、それ以外の子どもたちとっては、**しかるべき指導者が必要**なのではないかと考えられます。

スポーツの世界でも、プロになれる人はほんの一握りであり、ほとんどの人は、真剣にスポーツをしていてもプロにはなれません。したがって、ほとんどの人は学生や会社員などの社会人として、学業や仕事を優先し、スポーツにも励みます。プロ選手になれなくとも、それまでの学歴や仕事をもとに生活をしていきます。そのために、学校の部活動の指導者は、スポーツに強くなることだけでなく、生活指導もするでしょうし、単位を落としたり、留年しないように配慮もしているでしょう。場合によってはスポーツ推薦などを生かして、進学の手助けをします。親も子どもも、ある程度は安心して、スポーツに取り組める環境が整っています。

そこで、（学校での）部活動としてのｅスポーツについて、（運動の）スポーツになぞらえて考えると、指導者はｅスポーツに関する指導のほかに、**学業がおろそかにならない（なりすぎない）ように生活指導をすること**が期待されます。クラブチームなどの学校外のｅスポーツ関連の団体・組織においても、試合に勝つこと以上に子どもたちの生活や健康、学業のことを考えてほしいものです。

とくに難しいのが、生活指導・生活管理の部分だと考えられます。ｅスポーツやその他のゲームは、家にゲーム機器があれば、オンライン上で深夜までプレイできてしまいます。指導者は、スポーツの場合よりもｅスポーツまたはその他のゲームの「やりすぎ」や、それによる生活の乱れに配慮する必要があるでしょう。

一方で、孤独は依存を悪化させ、仲間の存在は依存を遠ざけます。家でひきこもってゲームをしているよりも、部活動などの場で仲間と一緒にｅスポーツをしているほうが健全でしょうし、仲間同士で励ましあうことによって、部活動が楽しいから学校に行くというモチベーションにつながることも期待できそうです。

思春期になると、親が子どものことを管理しようとしたり、介入しようとしても、うまくいかないことが多くなります。ゲームを含めた子どもの生活に、親以外の大人の目があることは、子どもの生活にとっても、親にとってもプラスに働くことが期待できそうです。

いくつかの学校でｅスポーツ関連の部活動やサークルが設立されているほか、ｅスポーツの専門学校もできていることを耳にします。

私自身は、依存物であるゲームを教育現場に取り入れることには、やや違和感を持っています。しかし、子どもたちがｅスポーツをきっかけに、社会に出る意義を見出したり、自らの可能性に気づくのであれば、望ましいことだと思います。子どもたちにゲームを禁止することができない以上、何らかの方法で、大人が管理しながら、子どもに適切にゲームを使わせる方向に向かっていくべきでしょう。

ｅスポーツに限らず、ゲームをさまざまな分野に取り入れていくのであれば、親子ともに安心してプレイができる環境を整えていくことが今後の課題でしょう。

おわりに

スマホ依存に限ったことではありませんが、依存・依存症は、それが重症になると、人は自由を失います。子どもたちは、自分の意志で、自由にスマホを触っているように見えますし、子ども本人もそう思っているでしょうけれども、実際は違うのです。

スマホ依存になった子どもたちは、「不快な気分」という見えない力に操られて、強制的にスマホを触らせられています。さらに、強制的に夜中に起こされ続け、強制的に遅刻や欠席をさせられている状態となっている子どもたちもいるのです。

第1章で述べたように、平均的な子どもであっても、少なからずスマホ依存に浸食されています。つまり、平均的な子どもであっても、スマホを使わなくてもよい自由（別のことができる自由）が、やや浸食されているのです。子どもたちにとって、多少の差はあれども、スマホを自由に触れることができるという「見かけの自由」は、スマホを使わなくてもよい（別の活動ができる）という「目に見えない自由」と引き換えになっています。

やがてスマホ依存が重症化すると、スマホを使わなくてもよい「目に見えない自由」が大幅に制約されます。そしてスマホ依存が長期化すると、冒頭の「はじめに」のところで示したスマホに没入・依存したのび太くんのように、人生のルートが変わってしまうかもしれません。ここでも未来のルートを選択するという「目に見えない自由」が制約を受けてしまいます。スマホばかりではなく、アルコール、薬物、ギャンブルなど他の依存・依存症においても、同様に「目に見えない自由」の制約が起きているのです。

大人はこの抽象的な「目に見えない自由」のことまで考えることができると思いますが、子どもは実態を伴わないような抽象的思考が苦手です。大人がこの抽象的な「目に見えない自由」のことも考慮して、子どもたちのスマホの使い方を考える必要があるでしょう。

スマホに限らず、依存は社会全体の問題です。社会全体がスマホを使うという「見かけの自由」を享受している代償に、スマホ依存の人はさまざまな「目に見えない自由」を制約されています。ケアレスミスを個人のみの問題（注意不足など）としてしまうと、同様のミスが起き続けてしまうことがあります。ミスを減らすには、ミスを防ぐシステムが必要なことがあります。スマホ依存についても、社会全体の問題と捉えないと、解決に近づくことができないのではないかと思います。本書が、社会全体でスマホ依存の問題を考えるきっかけとなり、スマホ依存で苦しむ人を減らすことに貢献できたら幸いです。

最後にあたり、リベラル社の皆さま、とくに怠惰な私を叱咤激励くださり、何とか出版にこぎつけてくださった安永敏史さまに感謝申し上げます。久里浜医療センターの樋口進先生、インターネット依存症治療部門の皆さま、北仁会旭山病院の皆さま、受診いただいた患者さま・ご家族さま、また依存症予防教室を受けていただいた中学生の皆さま、学校の先生の皆さま、教育委員会の皆さまには、本書におけるスマホ依存の知見に多大な示唆を与えていただきました。ありがとうございました。

第2章

1 警視庁組織犯罪対策部：令和４年における組織犯罪の情勢（確定値版）、令和５年３月
2 世界保健機関(World Health Organization)ホームページ：ICD-11 for Mortality and Morbidity Statistics 2024-01, https://icd.who.int/browse/2024-01/mms/en
3 Higuchi S. et al. Development and validation of a nine-item short screening test for ICD-11 gaming disorder (GAMES test) and estimation of the prevalence in the general young population. *Journal of Behavioral Addictions*, 10(2). p263-280, 2021.
4 米国精神医学会『DSM-5, 精神疾患の診断・統計マニュアル』医学書院,2014.
5 Nancy M. Petry, et al. Moving Internet Gaming Disorder Forward: A Reply. *Addiction*, 109, p1412-1413, 2014.
6 Mihara S. et al. Validation of the Ten-Item Internet Gaming Disorder Test (IGDT-10) based on the clinical diagnosis of IGD in Japan. *Journal of Behavioral Addictions*, 11 (4). p1024-1034. 2022.
7 Nakayama H. et al. Relationship between problematic Internet use and age at initial weekly Internet use. *Journal of Behavioral Addictions*, 9(1). p129-139, 2020.
8 Elsalhy M. et al. Relationships between internet addiction and clinicodemographic and behavioral factors. *Neuropsychiatric Disease and Treatment*. 15, p739-752, 2019.
9 Kawabe K. et al. Internet addiction: Prevalence and relation with mental states in adolescents. *Psychiatry and Clinical Neurosciences*. 70. p405-412. 2016.
10 Nakayama H. et al. Change of Internet Use and Bedtime among Junior High School Students after Long-Term School Closure Due to the Coronavirus Disease 2019 Pandemic. *Children*. 8, 480. 2021.
11 Kawabe K. et al. Association between Internet Addiction and Application Usage among Junior High School Students: A Field Survey. *International Journal of Environmental Research and Public Health*. 18, 4844. 2021.

主な参考文献

第1章

1 こども家庭庁ホームページ：「青少年のインターネット利用環境実態調査」調査票・調査結果等、令和４年度青少年のインターネット医療環境実態調査・調査結果（内閣府：令和５年３月）https://www.cfa.go.jp/policies/youth-kankyou/internet_research/results-etc/

2 文部科学省初等中等教育局修学支援・教材課：端末利活用状況等の実態調査（令和３年７月末時点・確定値）https://www.mext.go.jp/content/20211125-mxt_shuukyo01-000009827_001.pdf

3 岡山県ホームページ：岡山県公立学校におけるスマートフォン等の利用実態調査結果（令和４年度調査結果）、https://www.pref.okayama.jp/site/16/611524.html

4 Young, K.S.: CAUGHT in the NET: How to Recognize the Signs of Internet Addiction and a winning strategy for recovery. New York: John Willey & sons 1998.

5 久里浜医療センターホームページ：依存症スクリーニングテスト一覧、診断質問票(DQ)、https://kurihama.hosp.go.jp/hospital/screening/dq.html

6 厚生労働科学研究成果データベース：身体的・精神的・社会的（biopsychosocial）に健やかな子どもの発達を促すための切れ目のない保健・医療体制提供のための研究（主任研究者：岡明）：思春期の薬物メディア依存に関する研究（2020年度）、2021. https://mhlw-grants.niph.go.jp/project/146184

7 Tokiya M. et al.: Relationship between internet addiction and sleep disturbance in high school students: a cross-sectional study. *BMC Pediatrics*, 20. 379, 2020.

8 Mihara S. et al. Internet use and problematic Internet use among adolescents in Japan: A nationwide representative survey. *Addictive Behaviors Reports*, 4. p58-64, 2016.

めの切れ目のない保健・医療体制提供のための研究（主任研究者：岡明）：思春期の薬物メディア依存に関する研究, 2021. https://mhlw-grants.niph.go.jp/project/27043
13 国立教育政策研究所ホームページ：教育課程研究センター「全国学力・学習状況調査」、https://www.nier.go.jp/kaihatsu/zenkokugakuryoku.html
14 野々上敬子他「中学生の生活習慣および自覚症状と学業成績に関する研究ー岡山市内A中学校生徒を対象としてー」（『学校保健研究』50 p5-17. 2008.）
15 田端健人「蔵書数は、家庭のSES（社会経済的状況）の代替指標としてどれほど適切か？ー全国学力・学習状況調査、PISA、TIMSSの独自分析からー」（『日本教育学会大会研究発表要項』82. p165-166. 2023.）
16 松岡亮二『教育格差――階層・地域・学歴』ちくま新書, 2019.
17 川島隆太『スマホが学力を破壊する』集英社新書, 2018.
18 榊浩平「スマホの脳・学習への影響と予防」（『カレントテラピー』41(11). p993-998. 2023.）
19 Hawi N. S., et al. Internet gaming disorder in Lebanon: Relationships with age, sleep habits, and academic achievement. *Journal of behavioral Addictions*. 7(1), p70-78. 2018.
20 Xu J., et al. Personal characteristics related to the risk of adolescent internet addiction: a survey in Shanghai, China. *BMC Public Health*. 12. 1106. 2012.
21 Gucle Y. et al. Relationships between internet addiction, smartphone addiction, sleep quality, and academic performance among high-school students. *Rev Assoc Med Bras*. 70(3). e20230868. 2024.
22 Stavropoulos V. et al. Recognizing internet addiction: Prevalence and relationship to academic achievement in adolescents enrolled in urban and rural Greek high schools. *Journal of Adolescence*. 36(3). p565-576. 2013.
23 松本さゆり他「大学生の進級失敗リスクとインターネット依存」（『CAMPUS HEALTH』52(1). p356-358. 2015.）
24 小川一仁他「日本の小中高生はオンラインゲームにどれほど課金しているのか？：教室内アンケートを用いた分析」（『情報通信学会誌』37(1), p47-52. 2019.）

第3章

1 厚生労働科学研究成果データベース：平成30年度、身体的・精神的・社会的（biopsychosocial）に健やかな子どもの発達を促すための切れ目のない保健・医療体制提供のための研究（主任研究者：岡明）思春期の薬物メディア依存に関する研究、2019、https://mhlw-grants.niph.go.jp/project/27043

2 神山潤「子どもの睡眠負債」（『睡眠医療』12, p325-330, 2018.）

3 Paruthi S. et al. Recommended amount of sleep for pediatric populations: a Consensus Statement of the American Academy of Sleep Medicine. *J Clin Sleep Med*, 12, p785-786. 2016.

4 中山秀紀他「中学生におけるインターネット依存と睡眠問題との関連」（『日本アルコール薬物医学会雑誌』53(5), p171-181, 2018.）

5 原ひろみ他「中高生におけるインターネット依存傾向と睡眠問題・不定愁訴の関連」（『思春期学』33(4), p387-396, 2015.）

6 Kwisook Choi et al.: Internet overuse and excessive daytime sleepiness in adolescents, *Psychiatry and Clinical Neurosciences*, 63, p455–462, 2009.

7 Nakayama H. et al. Relationship between problematic gaming and age at the onset of habitual gaming. *Pediatrics International*, 62, p1275-1281, 2020.

8 Kojima R. et al. Problematic Internet use and its associations with health-related symptoms and lifestyle habits among rural Japanese adolescents. *Psychiatry and Clinical Neurosciences*. 73, p20-26. 2019.

9 石崎優子「現在の子どもたちと起立性調節障害」（『チャイルドヘルス』26(8), p566-568, 2023.）

10 文部科学省：令和４年児童生徒の問題行動・不登校等生徒指導上の諸問題に関する調査、https://www.mext.go.jp/a_menu/shotou/seitoshidou/1302902.htm

11 文部科学省不登校児童生徒の実態把握に関する調査企画分析会議：不登校児童生徒の実態把握に関する調査報告書（令和3年10月）、https://www.mext.go.jp/b_menu/shingi/chousa/shotou/168/siryo/1422639_00004.htm

12 厚生労働科学研究成果データベース：令和２年度,身体的・精神的・社会的（biopsychosocial）に健やかな子どもの発達を促すた

36 Wang J. L. et al. The longitudinal associations between internet addiction and ADHD symptoms among adolescents. *Journal of Behavioral Addictions*. 13(1). p191-204. 2024.
37 加藤寿宏「神経発達症の感覚処理障害」(『コミュニケーション障害学』40(3). p174-178, 2023.)
38 四倉絵理沙「ネット・スマホの視機能への影響と予防・治療」(『Current Therapy』41(11). p27-31. 2023.)
39 文部科学省ホームページ：学校保健統計調査
40 野原尚美他「デジタルデバイスの視距離と文字サイズ」(『あたらしい眼科』36(7). p845-850. 2019.)
41 五十嵐多恵「学童近視の環境要因」(『医学のあゆみ』279(2). p117-124. 2021.)

第5章

1 新アルコール・薬物資料障害の診断治療ガイドライン作成委員会『新アルコール・薬物資料障害の診断治療ガイドライン』新興医学出版社, 2018.
2 今村扶美「認知行動療法の手法を活用した集団療法」(『精神科治療学』38増刊. p93-96. 2023.)
3 村瀬華子「個人認知行動療法による依存症治療」(『精神科治療学』38増刊. p97-100. 2023.)
4 Du. Y., Longer term effect of randomized, controlled group cognitive behavioral therapy for Internet addiction in adolescent students in Shanghai. *Australian and New Zealand J of Psychiatry*. 2010; 44: 129-134
5 三原聡子「ゲーム障害の認知行動療法」(『医学のあゆみ』271(6). P591-595. 2019.)
6 Nakayama H. et al. Treatment and risk factor of Internet use disorders. *Psychiatry Clinical Neuroscience*. 71. p492-505. 2017.
7 中山秀紀他「ネット依存とその治療」(『精神科治療学』29(7). p955-959. 2014.)
8 特定非営利活動法人ASKホームページ：ネット・ゲーム依存症/ゲーム依存症相談先一覧(https://www.ask.or.jp/article/8404)
9 Han D. H., et al. Bupropion in the treatment of problematic online game play in patients with major depressive disorder. *Journal of Psychopharmacology*. 26(5). p689-696. 2012.

25 独立行政法人国民生活センター：報道発表資料、子どものオンラインゲーム・無断課金につながる危ない場面に注意（２０２４年３月１３日公表）、https://www.kokusen.go.jp/news/data/n-20240313_1.html
26 Bozkurt H., et al. Prevalence and patterns of psychiatric disorders in referred adolescents with Internet addiction. *Psychiatry and Clinical Neurosciences*, 67. p352-359, 2013
27 Jang T., et al. Clinical characteristics and diagnostic confirmation of Internet addiction in secondary school students in Wuhan, China. *Psychiatry and Clinical Neurosciences*, 68, p471-478. 2014.
28 Kojima R., et al. Temporal directional relationship between problematic internet use and depressive symptoms among Japanese adolescents: A random intercept, cross-lagged panel model. *Addictive Behaviors*. 120. 106989. 2021.
29 Yi X., et al. The Longitudinal Relationship between Internet Addiction and Depressive Symptoms in Adolescents: A Random-Intercept Cross-Lagged Panel Model. *International Journal of Environmental Research and Public Health*. 18. 12869. 2021.
30 米国精神医学会『DSM-5精神疾患の診断・統計マニュアル（日本精神神経学会監修）』医学書院. 2014.
31 中村和彦他「ADHD（注意欠如多動性障害）の臨床症状と診断」（『診断と治療』107(11). p1345-1353. 2019.）
32 So R. et al. The Prevalence of Internet Addiction Among a Japanese Adolescent Psychiatric Clinic Sample With Autism Spectrum Disorder and/or Attention-Deficit Hyperactivity Disorder: A Cross-Sectional Study. *J Autism Dev Disord*. 47(7). p2217-2224. 2017.
33 総務省情報通信政策研究所：中学校のインターネットの利用状況と依存傾向に関する調査（調査結果全体版）. 平成28年6月
34 Yoo H. J. et al. Attention deficit hyperactivity symptoms and Internet addiction. *Psychiatry and Clinical Neurosciences*. 58(5). p487-494. 2004.
35 Ko C. H. et al. The association between Internet addiction and psychiatric disorder: A review of the literature. *European Psychiatry*. 27. p1-8. 2012.

Among Japanese Elementary School Children. *Journal of Epidemiology*. 31(10). p537-544. 2021.
7 吉川徹『ゲーム・ネットの世界から離れられない子どもたち』合同出版,2021.
8 樋口進『ネット依存症のことがよくわかる本』講談社, 2013.
9 キム・ティップ・フランク（上田勢子訳）『ネット依存から子どもを守る本』大月書店, 2014.
10 竹内和雄他「子どもたち自身による,ネット・スマホ問題対策の可能性と評価について―関西スマートフォン・サミット―」（『日本教育心理学会総会発表論文集』56. p122-123. 2014.）
11 竹内和雄「教育現場におけるスマホ依存対策」（『精神医学』59(1). p61-70. 2017.）
12 山下洋平『ルポ ゲーム条例 なぜゲームが狙われるのか』河出書房新社,2023.

第７章

1 厚生労働省ホームページ：eヘルスネット[情報提供], https://www.e-healthnet.mhlw.go.jp/information/
2 自由国民社ホームページ：「現代用語の基礎知識」選、ユーキャン新語・流行語大賞第35回2018年授賞語、https://www.jiyu.co.jp/singo/index.php?eid=00035
3 学研教育総合研究所：小学生白書Web版（2023年10月調査）、「小学生の日常生活・学習に関する調査」, https://www.gakken.jp/kyouikusouken/whitepaper/202310/chapter6/02.html
4 梅原大吾『勝負論　ウメハラの流儀』小学館新書, 2013.
5 ときど『東大卒プロゲーマー　論理は結局、情熱にかなわない』PHP新書, 2014.
6 梅崎伸幸『月給プロゲーマー１億円稼いでみた』主婦と生活社, 2017.
7 黒川文雄『eスポーツのすべてがわかる本』日本実業出版社,2019.

10 Kim S. M., et al. Combined cognitive behavioral therapy and bupropion for the treatment of problematic online game play in adolescents with major depressive disorder. *Computers in Human Behavior*. 28. 1954-1959. 2012.
11 中山秀紀「久里浜医療センターでのインターネット依存症治療」(『精神神経学雑誌』121. p562-566. 2019.)
12 独立行政法人国立青少年教育振興機構：平成30年文部科学省委託事業「青少年教育施設を活用したネット依存対策研究事業」報告書, 2019.
13 Sakuma, H., et al. Treatment with the Self-Discovery Camp (SDiC) improves Internet gaming disorder. *Addictive Behaviors*. 64. p367-62. 2017.
14 小松竜平「"うまホ" キャンプとは？」(『あきた小児保健』54. p26-28. 2018. https://www.med.akita-u.ac.jp/~akhoken/files/no54.pdf
15 Xu J. et al., Parent-adolescent interaction and risk of adolescent internet addiction: a population-based study in Shanghai. *BMC Psychiatry*. 14. 112. 2014.

第6章

1 Mihara S. et al. Cross-sectional and longitudinal epidemiological studies of Internet gaming disorder: A systematic review of the literature. *Psychiatry Clinical Neuroscience*. 71(7). p425-444. 2017.
2 Jeong, H., et al. Preschool Exposure to Online Games and Internet Gaming Disorder in Adolescents: A Cohort Study. *Frontier in Pediatrics*. 9. 760348. 2021.
3 Ramirez E. R. et al. Adolescent Screen Time and Rules to Limit Screen Time in the Home. *Journal of Adolescent Health*. 48(4). p379-385. 2011.
4 松原史典他「思春期のメディア使用による生活への影響と依存の実態」(『島根医学』41(2), p19-24, 2021.)
5 増田彰則他「小学生におけるインターネットゲームと睡眠、生活習慣、学業、気分との関連に関する横断研究,」(『心身医学』63(6). p543-556. 2023.)
6 Yamada M. et al. Prevalence and Associated Factors of Pathological Internet Use and Online Risky Behaviors

[著者プロフィール]

中山秀紀（なかやま・ひでき）

1973 年、北海道札幌市生まれ。医学博士、医療法人北仁会旭山病院精神科医長。専門領域は、臨床精神医学、アルコール依存症。2000 年、岩手医科大学医学部卒業。04 年、同大学院卒業。岩手医科大学神経精神科助教、盛岡市立病院精神科医長を経て、10 年より久里浜医療センター勤務。同年、「第 45 回日本アルコール・アディクション医学会優秀演題賞」受賞。19 年、「第 115 回日本精神神経学会学術総会優秀発表賞」受賞。11 年より、インターネット依存症治療部門に携わる。同センター精神科医長を経て、20 年 4 月より現職。
著書に『スマホ依存から脳を守る』（朝日新書）がある。

装丁デザイン　大前浩之（オオマエデザイン）
装丁イラスト　manyu
本文デザイン　尾本卓弥（リベラル社）
DTP・図版・校正　メディアネット
編集人　安永敏史（リベラル社）
営業　津村卓（リベラル社）
広報マネジメント　伊藤光恵（リベラル社）
制作・営業コーディネーター　仲野進（リベラル社）

編集部　中村彩・木田秀和・藤本佳奈
営業部　澤順二・津田滋春・廣田修・青木ちはる・竹本健志・持丸孝

リベラル新書 008

スマホを手放せない子どもたち

2024年5月27日　初版発行

著　者　中山 秀紀
発行者　隅田 直樹
発行所　株式会社 リベラル社
〒460-0008　名古屋市中区栄3-7-9　新鏡栄ビル8F
TEL 052-261-9101　FAX 052-261-9134
http://liberalsya.com
発　売　株式会社 星雲社（共同出版社・流通責任出版社）
〒112-0005　東京都文京区水道1-3-30
TEL 03-3868-3275
印刷・製本所　中央精版印刷株式会社

 ISBN978-4-434-33949-3　C0247